10 minutes pour bien dormir

À ma mère

Sous la direction de **Ahmed Djouder**
Conception graphique et mise en pages : **Alice Leroy**
Illustrations : Frédérique Thyss

ISBN : 978-2-0820-1536-3
N° d'édition : L.01EPMNFT1536.N001
Dépôt légal : janvier 2007
www.editions.flammarion.com

10 minutes pour bien dormir

Anne Tardy • Illustrations Frédérique Thyss

Flammarion

Sommaire

Préambule

Il y a vingt ans au moins, l'insomnie a poussé dans ma vie comme une drôle de fleur blanche au milieu de mes nuits. Je la trouvai d'abord plutôt jolie, d'autant que c'est une fleur de famille…

Enfant, les nuits de pleine lune, j'avais déjà pris l'habitude de retrouver Maman et grand-père qui discutaient à voix basse, en robe de chambre, dans la cuisine. Ils souriaient lorsqu'ils voyaient ma petite frimousse apparaître dans l'entrebâillement de la porte. J'aimais ce quart d'heure passé en leur compagnie, je ne me sentais plus seule dans la nuit, je me sentais d'un « clan ». Maman mangeait une banane, grand-père un yaourt tandis que je me dirigeais vers un bol de lait chaud. Chacun ses manies… Plus tard, ma petite sœur, Caroline, nous a rejoints à son tour. Un symptôme héréditaire en « somme »…

Je profitais de ces drôles de nuits pour lire à la lampe de poche tous les livres qui me faisaient envie ; je découvrais intuitivement l'alchimie des mots et du silence. Je savais que ces nuits sans sommeil n'étaient pas le lot de tous mais, loin d'en souffrir, j'y trouvais quelque intérêt, pressentant que cela me mettait « à part ». Ne dit-on pas que Ravel écrivait des partitions pendant ses nuits d'insomnie et que Proust en profitait pour peaufiner ses textes ? Louis-Ferdinand Céline avouait sans se cacher dans *Mort à crédit* que s'il avait toujours bien dormi, il n'aurait jamais écrit une ligne. Quant à l'écrivain Georges Perec, il arpentait, paraît-il, les rues de la capitale en quête d'inspiration. Poétique, non ?

> *« Mon tourment à moi c'est le sommeil.*
> *Si j'avais bien dormi toujours j'aurais jamais écrit une ligne. »* CÉLINE

À l'adolescence, ces nuits troublées mais occasionnelles sont devenues monnaie courante et j'ai commencé à comprendre qu'être à part n'était pas la panacée et que ces nuits qui n'en finissaient pas étaient en réalité un handicap : fatigue, manque de dynamisme, difficulté de concentration, fragilité nerveuse ont fait irruption dans ma vie quotidienne et ne l'ont plus vraiment quittée. Une guerre a commencé. Elle était perdue d'avance car si l'insomnie est un adversaire, on ne lutte pas contre lui mais avec lui. Assommée chimiquement, j'ai, hélas, mis trop d'années à en prendre conscience.

À 30 ans, avec déjà une belle « carrière » d'insomniaque, je disais à qui voulait m'entendre que j'avais tout essayé. En fait, j'avais simplement essayé toute la pharmacopée existante d'anxiolytiques et de somnifères. Mon placard à pharmacie ressemblait à celui du cabinet d'un psychiatre et, à force de fréquenter les médecins, j'étais devenue un petit *Vidal* ambulant… Pendant des années, j'ai été hypermédicamentée et mon corps s'habituait progressivement à des doses de plus en plus fortes. À l'insomnie s'ajoutait désormais la dépendance, soit deux problèmes à résoudre au lieu d'un ! Sans compter que mes chers somnifères masquaient les symptômes plus qu'ils ne traitaient mon anxiété (oui, j'avoue…) en profondeur. Mes « pilules miracles » n'étaient pas non plus – loin de là – sans effets secondaires. J'ai, en particulier, été très sujette aux troubles de mémoire, ce qui est très pénalisant professionnellement.

« Un insomniaque guéri est un mauvais dormeur qui a appris à ne plus en faire un problème », disent les thérapeutes comportementalistes. Et ils ont raison.
Aujourd'hui, j'ai 42 ans et j'ai déposé les armes. Je ne cherche plus à dormir « autant que les autres » ou « comme les autres ». Je ne lutte plus contre l'insomnie. Elle va et vient. Je ne la combats (presque) plus chimiquement.

Je suis allée me promener sur la Toile, sur des tchats d'insomniaques, j'ai pisté toutes mes connaissances insomniaques, interrogé des pharmaciens, des médecins, des homéopathes, des étiopathes, des professeurs de yoga ou de taï chi, des moines… À tous, je demandais un « truc » pour dormir et je connais enfin une multitude de remèdes naturels. S'ils ne sont pas infaillibles – quel mot terrible à bannir de la vie ! –, ils sont efficaces. Pour certains, cela s'avérera suffisant pour régler un problème temporaire ou pour se sevrer des médicaments après un semestre difficile nerveusement ; pour d'autres, ces « trucs » permettront de gérer quelques crises d'insomnie et de les traiter avant qu'elles ne deviennent chroniques. Pour les personnes dont l'horloge est d'une fragilité chronique comme moi, ils offrent une panoplie de solutions douces qui fonctionnent selon les problématiques traversées. Quand une technique ne marche plus, je me tourne tout simplement vers une autre et de temps en temps, je m'offre une grosse bêtise, que tous les médecins recommandent d'éviter : je m'accorde une belle, une immense grasse matinée pour compenser...

Mais aussi, et surtout, je ne fais plus du sommeil une idée fixe. Lorsqu'il est capricieux et ne vient pas, j'apprends à faire de mes nuits blanches des heures aussi remplies que mes journées. On a toute la vie pour dormir... J'ai également compris que les contrariétés et les vérités que je me cache le jour cherchent à me parler la nuit : pour me réconcilier avec la nuit, je sais désormais que je dois d'abord me réconcilier avec le jour, regarder les choses en face, gérer mon mauvais stress et améliorer mon hygiène de vie. Au moins, depuis, mes nuits blanches sont des nuits tranquilles...

« *Endors-toi sagement, endors-toi pur, endors-toi calme,*
endors-toi sans envier. » **Bourdelle**

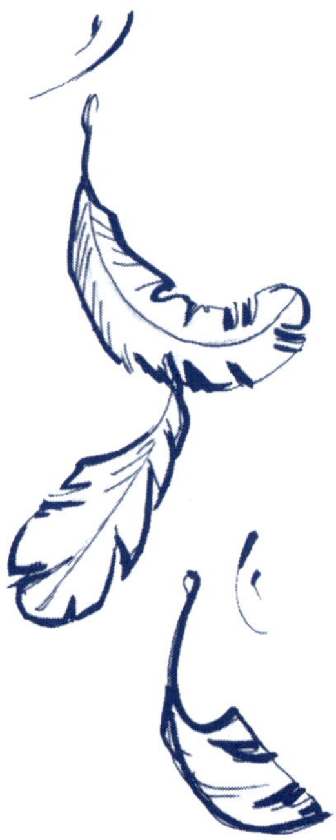

Introduction

Il y a ceux qui s'endorment en moins de 10 minutes, top chrono, la lumière à peine éteinte... J'en ai beaucoup fréquenté et j'ai eu le loisir de les observer nuit après nuit : allez savoir pourquoi, insomniaque, je tombe systématiquement amoureuse de dormeurs bienheureux, en état de grâce dès qu'ils sont allongés les yeux clos !

Ils ont le privilège de s'endormir comme des bébés en (presque) toutes circonstances : après un repas copieux et bien arrosé, sur un coin de canapé dans une atmosphère familiale bruyante, sur le siège arrière d'une voiture sur une aire d'autoroute, en camping sur un matelas en mousse malgré la musique de la nature... Ils arrivent parfois même à s'endormir après une mauvaise nouvelle... Il m'est arrivé plus d'une fois de les envier : une bonne nuit de sommeil renouvelle nos forces physiques et psychiques et l'on est alors à même de vivre pleinement les joies et les peines du quotidien. Leurs batteries rechargées, ils sont capables d'affronter le réel du lendemain. Ces beaux et belles endormis connaissent-ils vraiment leur chance ? Ils appartiennent en effet à un groupe de privilégiés !

« Le sommeil n'est pas à nos ordres », nous rappelait justement Jean Cocteau. Et si l'insomnie ne touche « qu »'un Français sur trois, les 3/4 d'entre nous se plaignent en effet, par période, d'un sommeil insuffisant en quantité et en qualité. L'insomnie occasionnelle est devenue un symptôme banal. Le sommeil est fragile et les raisons de déséquilibre temporaire sont nombreuses. Il existe plusieurs sources de perturbation : médicales, pharmacologiques, environnementales mais ce peut-être aussi le stress et l'anxiété.

Ainsi, tout d'abord, il y a ceux, nombreux, qui présentent des troubles du sommeil d'**origine organique.** Un blocage vertébral, une compression organique, un problème dentaire ou sinusien..., imperceptibles le jour, peuvent créer des douleurs qui vous réveillent la nuit. Sans compter qu'avec l'âge, le sommeil devient plus léger et plus capricieux.

Il y a ensuite **les mauvais dormeurs** qui, sans être pour autant des insomniaques, savent que tout changement (de température, de bruit, de lit, etc.), tout événement inattendu (un souci professionnel ou affectif, une dispute avec un ami ou un enfant, une décision à prendre, un rendez-vous important, etc.) ou encore tout écart de régime est immanquablement l'occasion d'une mauvaise nuit. L'insomnie d'un soir, tout comme les insomnies transitoires (2 à 3 jours) ou de courte durée (moins de 3 semaines) sont, la plupart du temps, réactionnelles. Attention, il est important d'avoir recours à une thérapeutique appropriée et à bas les somnifères !

Il y a, enfin, **le cortège des stressés et des anxieux** qui dorment de façon aléatoire – un jour « oui », un jour « non » – depuis des mois, voire des années, et qui ont pris l'habitude de se réveiller « vannés » avant même d'avoir posé le pied par terre. Leurs insomnies ne sont souvent que la partie visible d'une somme de problèmes cachés. Tant d'yeux ouverts la nuit, il y a de quoi donner des idées à des petits malins... sur Internet, au cours de mes recherches pour ce livre, j'ai vu apparaître un nouveau métier : coach en sommeil !

L'insomnie est bien souvent le symptôme d'un problème psychique, au même titre que la fièvre est le signal d'une infection au plan physique. C'est UN SYMPTÔME À ÉCOUTER ! Malheureusement, la tentation est grande de taper à la porte du médecin pour étouffer ce problème. En effet, nombreux sont ceux qui préfèrent s'assommer avec des tranquillisants plutôt que de tendre l'oreille... C'est ainsi que 10 % des Français consomment régulièrement des somnifères, même si plus personne n'ignore aujourd'hui les inconvénients, l'accoutumance et la dépendance qu'ils provoquent. Nous en détenons même le triste record mondial de consommation : 1,5 million de personnes en prennent tous les jours, 5 millions occasionnellement[1] ! On préfère se rassurer avec des pilules miraculeuses roses, bleues ou blanches plutôt que d'essayer des méthodes plus douces. Pourtant, elles existent, elles fonctionnent et la journaliste insomniaque que je suis sait de quoi elle parle !

Avant de consulter un coach, un médecin ou un homéopathe parce que vos nuits sont trop courtes, sachez que **le seul critère qui doive vous alerter est celui de la fatigue du lendemain :** pour parler d'insomnie, il est nécessaire que le fonctionnement diurne de l'insomniaque soit perturbé. Ce n'est pas tant la nuit qui compte que le jour ! Les sages et les « éveillés » de toutes les cultures et de tous les temps le savent et nous l'enseignent...

« *Le sommeil n'est plus un lieu sûr.* » JEAN COCTEAU

Ce livre ne donne que des informations générales et des conseils.
Seul le médecin traitant peut vous examiner.
Tout acte médical nécessite un diagnostic établi par un médecin, sur la base d'un interrogatoire du patient mais aussi et surtout d'un examen clinique qui n'est pas concevable à distance.

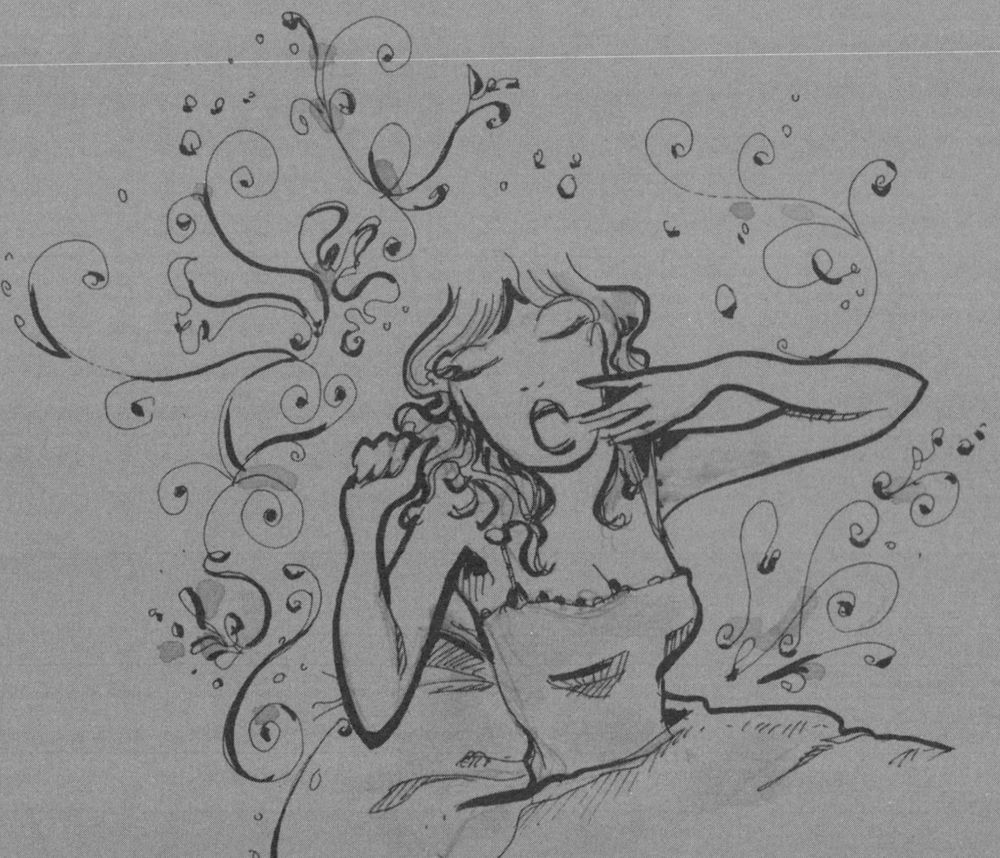

LE SOMMEIL, COMMENT ÇA MARCHE ?

« Le sommeil est pour l'ensemble de l'homme ce que le remontage est à la pendule. » ARTHUR SCHOPENHAUER

La vie de l'homme, comme celle du cosmos, est rythme. Cette rythmicité, alternance de phases d'activité et de phases de repos, est même l'une des propriétés fondamentales de la matière vivante. Ici, la nature joue des saisons, les animaux hibernent, là les végétaux entrent en dormance. L'homme, quant à lui, a un besoin vital de nuits réparatrices. Tout comme le reste de la nature se repose et se régénère la nuit, nous nous ressourçons. « Le sommeil, c'est la moindre des roses », écrit Jacqueline Kelen [2]...

De fait, les grands équilibres de notre organisme sont régulés par une horloge biologique interne. C'est le cas de l'alternance veille-sommeil, qui est généralement calquée sur l'alternance de la lumière et de l'obscurité, c'est-à-dire du jour et de la nuit.

Mais attention, pendant ce temps de repos, l'organisme ne chôme pas ! Le repos est en effet tout relatif puisque, durant cette période, se succèdent calme, sursauts, rêves, pensées, érections, agitations... Pendant le sommeil, le corps se restaure, se défend contre les infections (le sommeil est indispensable au bon fonctionnement du système immunitaire), fabrique des hormones, la peau se régénère et la mémoire se consolide. Dormir est aussi indispensable et naturel que respirer, boire et manger. Le sommeil est le récupérateur de base de la fatigue physique. Il est donc nécessaire de l'apprivoiser, car au fil de mauvaises nuits s'installent stress et fatigue et cela retentit obligatoirement sur nos jours.

DÉFINITION

« Le sommeil est un état physiologique temporaire, immédiatement réversible, reconnaissable par la suppression de la vigilance et le ralentissement du métabolisme [3]. »

La chimie du corps

La mélatonine, l'hormone somnifère

La glande pinéale ou épiphyse (excroissance en forme de pigne de pin, située un peu en arrière du centre de la tête, entre les deux hémisphères cérébraux) est une glande endocrine qui sécrète la mélatonine, hormone magique dite « du sommeil » ou « hormone de l'obscurité », qui se libère à la tombée du jour. C'est elle qui nous détend et nous permet de lâcher les pensées et les soucis de la journée.

Liée à la lumière solaire, la mélatonine augmente au fur et à mesure que l'intensité de la lumière décroît : elle n'est donc sécrétée que la nuit et induit le sommeil. Au milieu de la nuit, entre 2 heures et 5 heures, elle atteint son taux de production maximal. La lumière diminue la sécrétion de mélatonine. Les non-voyants, qui ne perçoivent pas la lumière, ont ainsi un sommeil troublé la nuit et ils ont tendance à s'endormir le jour.

La croyance populaire, entretenue par certaines campagnes publicitaires, veut que les niveaux de mélatonine, très abondants chez les enfants, diminuent dès la puberté et baissent ensuite régulièrement, de plus de 90 %, jusqu'à l'âge de 70 ans. Une récente étude semble prouver tout à fait le contraire [4]. Dommage pour les marchands de mélatonine qui ciblent les personnes âgées.

Quoi qu'il en soit, la supplémentation en mélatonine ne fait pas l'unanimité. Les Américains y ont couramment recours pour « recaler » leur horloge interne. Aux États-Unis, les ventes de mélatonine se chiffraient en 2001 à plus de 80 millions de dollars ! Les suppléments de mélatonine y sont en vente libre en grande surface. En France, cette supplémentation est déconseillée et les pharmacies ne sont pas autorisées à vendre la molécule de synthèse. Cette précaution se justifie par l'absence de sécurité suffisante quant à la provenance de cette substance, naturelle (extraite du cerveau de bœuf) ou synthétique, et par le manque de données concernant ses effets secondaires. Par ailleurs, les suppléments de mélatonine dite « naturelle » sont des extraits de glandes pinéales animales. Leur usage est peu courant et particulièrement controversé en raison des possibilités de contamination (on peut penser à la maladie de la vache folle, par exemple).

Pour ou contre, il faut traiter ce produit avec circonspection : il s'agit tout de même d'une hormone... Sans compter que ce produit – qui n'a réellement fait ses preuves que sur les problèmes liés au décalage horaire – n'a subi quasiment aucune étude de longue durée.

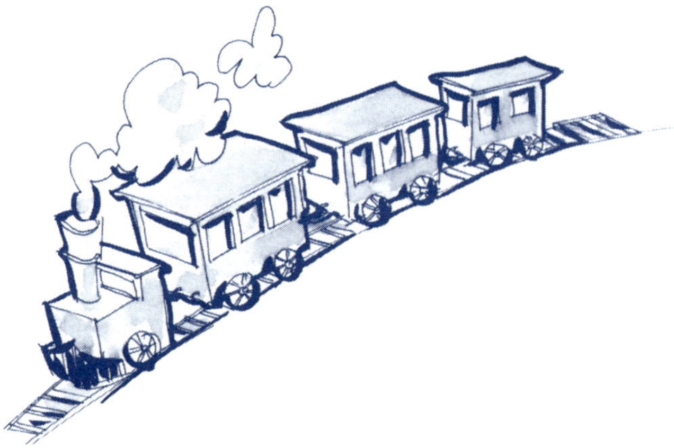

Les « trains » du sommeil

« Le moment où le sommeil arrive est d'une richesse inouïe. On peut le comparer au moment où un vin généreux coule dans l'eau, la colore et lui donne du goût. Le pouvoir de sentir, au lieu de s'anéantir, s'aiguise et c'est par un excès de sensation qu'on s'abolit. » GIONO

L'horloge biologique de l'homme est située dans le cerveau, au niveau de l'hypothalamus. Cette horloge règle notamment la température interne du corps, la sécrétion de certaines hormones et maintient une régularité dans les cycles. C'est elle qui nous donne l'heure d'aller se coucher... Cette horloge circadienne (réglée sur un cycle de 24 heures) est présente chez tous les vivants, de l'homme à la plante en passant par les algues ou les insectes comme l'abeille ou la blatte. Elle est extrêmement fragile.

Notre organisme fonctionne de façon cyclique, de jour comme de nuit : de même que l'on passe régulièrement, durant la journée, d'un état de grande forme – dit « temps fort » – à un « coup de pompe » – dit « temps faible » –, ces mêmes cycles se succèdent au cours de la nuit. La nuit est une succession de quatre à six « trains » du sommeil, selon la durée du sommeil. Ainsi, le sommeil n'est pas une ligne, mais plutôt un escalier qui monte et descend, avec des paliers entre deux phases.

En dormant, une personne en bonne santé passe par différents stades de sommeil qui, en laboratoire spécialisé, se distinguent entre eux par des ondes électriques cérébrales de diverses fréquences : le sommeil lent léger (stades 1 et 2), le sommeil lent profond (stades 3 et 4) et le sommeil paradoxal.

Stade 1 :

Le premier cycle démarre chaque jour à peu près à la même heure pour un individu donné. Le cerveau sécrète alors une hormone, la sérotonine, qui provoque somnolence, bâillements, picotements des yeux, paupières lourdes, problèmes de concentration... On commence aussi à avoir un peu froid. Le message est clair : votre organisme est en train de baisser la garde. Ne luttez surtout pas ! « Le bonheur de dormir ne se sent qu'aux approches », soulignait le philosophe Alain. Délicieux moment de glissement...

À chacun, donc, d'être attentif au petit « coup de pompe » du soir (il dure un quart d'heure seulement) et de se coucher dès que les signes d'endormissement se font sentir. Si vous vous couchez à ce moment-là, vous vous endormirez facilement, généralement en moins de 10 minutes, comme si vous éteigniez l'interrupteur... Si vous ratez le premier train du sommeil (parce que vous n'avez pas fini votre film, votre livre, votre dîner entre amis...), sachez tout de même que le marchand de sable passe à heures régulières et qu'un autre voyage est prévu environ 90 minutes plus tard...

Le stade 1, celui de l'endormissement, est bref (approximativement 2 à 5 % de la durée totale du sommeil). Le sommeil est très léger, on ressent une sensation de flottement. On est « entre deux eaux »... La respiration se calme, le pouls ralentit, les muscles se relâchent, la température s'abaisse. Les ondes cérébrales – de fréquence rapide et de faible voltage pendant l'éveil – commencent à diminuer. On est parfois pris de petits tressaillements. Le moindre bruit nous réveille.

···> Stade 2 :

(45 à 55 % de la durée du sommeil). Le sommeil est encore « léger » (le moindre bruit est à nouveau fatal pour le dormeur), les ondes cérébrales continuent de baisser. On peut vous réveiller facilement surtout si le réveil a une connotation affective ! Mais la porte du voisin du dessus aussi !

···> Stades 3 et 4 :

(15 à 20 % de la durée totale du sommeil). Vous êtes entré en sommeil « profond ». Cette période est très reposante. Durant cette phase, vous êtes presque totalement isolé du monde extérieur et il est difficile de vous réveiller. La température du corps baisse, le pouls et la respiration sont lents et réguliers. C'est au cours de cette période que peuvent survenir des troubles du sommeil comme le somnambulisme. Le stade 4 correspond au sommeil très profond, c'est la période la plus réparatrice (il efface les fatigues et redistribue l'énergie), le relâchement musculaire est à son maximum. Vous êtes dans un sommeil de plomb.

Ces quatre phases du sommeil sont suivies de celle, découverte par Michel Jouvet, du sommeil paradoxal, ce moment de la nuit où l'on est happé par les songes et leurs mystères... Il est dit paradoxal car il associe des signes de sommeil profond (atonie musculaire, seuils d'éveil élevés) et des signes d'éveil avec notamment un électroencéphalogramme rapide.

Le sommeil paradoxal (SP) représente 20 à 25 % de la durée totale du sommeil. C'est la phase la plus étonnante, celle où le dormeur rêve (cela peut également survenir lors des autres phases mais dans une moindre mesure). Le visage est expressif, « social ». Parallèlement, on note une activité des globes oculaires avec des mouvements rapides des yeux, des rythmes cardiaque et respiratoire irréguliers et une phase d'excitation sexuelle qui provoque chez l'homme une érection (et parfois chez la femme une érection clitoridienne).

Le cerveau redevient très actif : le sujet dort, le corps totalement détendu (tonus musculaire à 0 !), mais son activité cérébrale est intense, comme pendant l'éveil, ce qui lui permet de mémoriser les informations reçues pendant la journée.

Dans le même temps, le corps du dormeur est comme paralysé. Cette paralysie permet d'éviter que le corps n'exécute réellement ce que la personne fait dans son rêve (on parle alors de « rêve agi »). Cela explique aussi cette sensation que l'on a dans certains cauchemars : on voudrait prendre la fuite, mais on se sent comme cloué sur place. Lorsque nous sommes réveillés au cours de cette période, nous pouvons pour la plupart d'entre nous décrire très facilement nos rêves ou nos cauchemars, en évoquant des détails précis.

La fin du sommeil paradoxal est marquée par une phase de pré-éveil très courte. Puis, si aucune stimulation particulière ne le tire du sommeil, le dormeur enchaîne un nouveau cycle, c'est reparti pour un autre tour ! Ces éveils sont plus longs et plus fréquents après les deux premiers cycles de sommeil. La plupart du temps, le matin au lever, la personne ne se souvient pas de ces éveils. À l'opposé, certaines personnes ne se souviennent que de ces éveils et croient qu'elles n'ont pas « fermé l'œil » de la nuit.

Il nous faut apprendre à connaître et à respecter nos cycles. Ainsi, se réveiller à la fin d'un cycle, c'est la meilleure garantie de se réveiller en pleine forme ! Néanmoins, le sommeil doit également s'accommoder de nombreuses obligations sociales : rythme des enfants, du conjoint, vie amicale et professionnelle... Il arrive en effet, bien que nos horloges biologiques nous indiquent qu'il est temps d'aller se coucher, que nous restions éveillés car nous sommes avec des amis et que nous avons envie de prolonger la soirée, parce que nous devons raccompagner la baby-sitter ou parce que la réunion importante de demain matin n'est décidément pas prête... Chacun doit ainsi trouver un compromis entre son rythme de sommeil, l'organisation de sa vie et ses besoins.

La première moitié de la nuit est particulièrement riche en sommeil lent profond, alors que la seconde moitié est essentiellement constituée par l'alternance de sommeil léger et de sommeil paradoxal.

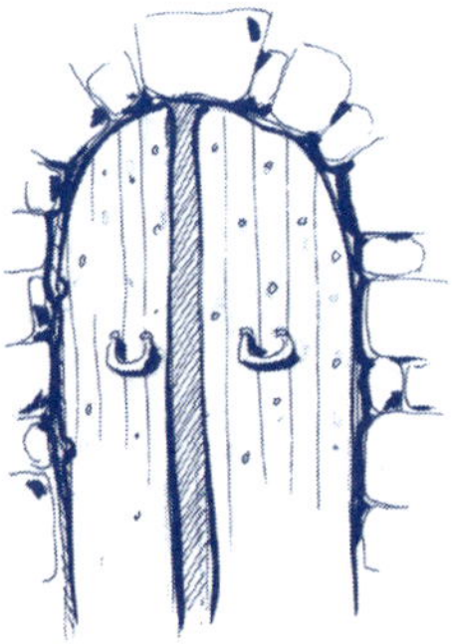

Les portes du sommeil

La régulation de nos horloges internes fait que l'homme est programmé pour dormir de manière préférentielle à deux moments particuliers : la nuit et en début d'après-midi. Une période est particulièrement sensible, elle se situe autour de 3 ou 4 heures du matin. Il s'agit d'un moment de grande vulnérabilité de l'organisme où le sommeil est quasi obligatoire.

Le sommeil, une donnée relativement stable

La durée de sommeil nécessaire pour récupérer varie d'une personne à l'autre. Elle est déterminée par les gènes, comme la taille, la couleur des yeux ou des cheveux. En revanche, la durée exacte d'un cycle (entre 1 h 30 et 2 heures) serait constante pour chacun d'entre nous et remarquablement stable tout au long de notre vie. Hormis pour les personnes âgées : en effet, avec le temps, l'architecture du sommeil tend à se modifier.

Les sursauts du sommeil : au secours, je tombe !

Combien de fois, à peine endormis, nous réveillons-nous en sursautant, avec des contractions brèves et soudaines des jambes, parfois des bras et de la tête ? Cette sensation de chute dans un trou sans fond s'appelle un « sursaut de sommeil ». Elle est due à la baisse de la pression artérielle dans l'oreille interne (où se situe le sens de l'équilibre). Cette baisse se transmet au cerveau, comme une impression de chute subite, et le dormeur se réveille en sursaut. Ceci est normal et peut survenir chez presque tout le monde.

7 heures et 10 minutes de sommeil par nuit en moyenne

Un sondage international mené par Ikea permet de connaître les habitudes en matière de sommeil à travers le monde. On y apprend notamment que la durée moyenne de sommeil est de 7 heures et 6 minutes (environ 7 heures et 10 minutes en France, contre 7 heures et 31 minutes en Pologne et 6 heures et 39 minutes en Malaisie). Petite anecdote : les Français sont ceux qui possèdent le moins de réveils : plus d'un tiers d'entre nous ont banni cet objet de leur chambre !

Vous avez dit original ?

Pas facile de partager la couche de ces personnages... Napoléon dormait « par tranches » : couché vers 23 heures, relevé à 2 heures pour travailler, recouché à 5 heures et définitivement debout à 7 heures...

Sarah Bernhardt s'assoupissait dans un cercueil sur mesure et Francis Blanche préférait s'installer dans un four à pain capitonné de laine de verre, dormant ainsi tout son soûl dans le silence et l'obscurité...

Les nuits éclairées du poète

« *Combien de fois (des centaines, des milliers de fois) la nuit m'a donné des solutions de problèmes [...]. Je dirais presque qu'un matin sur deux ou trois, je trouve ainsi en moi une réponse, déposée à je ne sais quel moment de la nuit. Si le problème était limité, la solution sera facile à s'apercevoir, qui n'était pas là la veille. S'il s'agit de quelque chose de moins étroit, alors le matin je remarque que, sans m'en être occupé, une direction nouvelle a été prise, ou un glissement général s'est opéré, je me retrouve sur un autre palier, sur une plate-forme supérieure. D'une façon indubitable, et qui va se préciser, je suis plus "avancé". J'ai été éclairé. Depuis toujours, je compte sur mes nuits pour éclairer mes jours... notablement*[5]. »

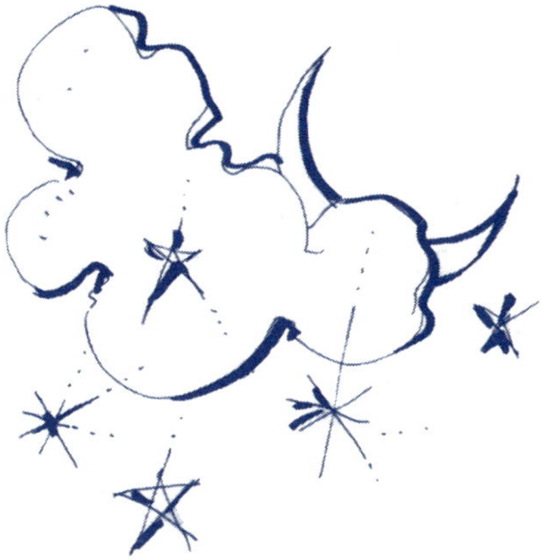

La lumière au secours de nos nuits

La lumière est une source naturelle d'énergie, elle influence notre humeur et agit sur le biorythme de notre corps. En effet, lorsqu'elle pénètre dans l'œil, elle est transformée en signaux électriques. Envoyés au cerveau, ils agissent sur des neurotransmetteurs, comme la sérotonine (souvent appelée l'« hormone du bonheur ») – qui régularise l'humeur – et la mélatonine – responsable des cycles éveil-sommeil.

L'être humain a besoin d'une quantité de lumière journalière déterminée. Dans les pays où la luminosité est faible, comme c'est le cas en France l'hiver, il arrive très souvent que notre organisme soit « en manque de lumière » : 80 % d'entre nous travaillent toute la journée en lumière artificielle, à des niveaux d'intensité lumineuse insuffisants.

L'intensité de luminosité diffusée par le soleil en été est entre 50 000 et 100 000 lux (1 lux = intensité lumineuse d'une bougie). Elle passe à 500 lux en hiver...
En période hivernale, la quantité moyenne de lumière mesurée dans une maison est d'environ 50 à 100 lux soit mille fois moins qu'au cœur de l'été ! C'est ainsi que cette insuffisance de lumière naturelle désynchronise progressivement notre horloge biologique.

En effet, pour conserver notre équilibre interne, l'intensité de la lumière doit dépasser 2 000 lux au niveau des yeux. En dessous de ce seuil, en réaction, notre organisme sécrète de la mélatonine en trop grande quantité. Autrement dit, nous fabriquons toute la journée du somnifère qui agit directement sur notre corps et notre humeur ! Cela n'est pas sans créer de nombreuses perturbations : fatigue, déprime saisonnière (du mois d'octobre au mois d'avril), impuissance, troubles liés au travail de nuit... Les journées sombres de l'hiver ou de périodes pluvieuses s'ajoutant au mauvais éclairage amplifient ce phénomène. La déprime hivernale est une déprime de la rétine en mal de lumière ! C'est la raison pour laquelle il ne faut pas se ruer sur les antidépresseurs. La recherche médicale a en effet mis au point une thérapie, la luminothérapie, basée sur l'utilisation de la lumière claire ou bleue pour lutter contre la déprime hivernale, le blues de l'hiver, le décalage horaire et certains troubles du sommeil.

La thérapie consiste à orienter une source lumineuse spéciale vers le visage du patient, le matin, pendant une demi-heure environ. Le spectre de la lumière utilisée est le plus proche possible de la lumière du jour. Par ce biais, la transmission de lumière vive (de plus de 2 000 lux) va bloquer la sécrétion de mélatonine. Ce traitement produit des effets positifs au bout de quelques jours et atteint son plein effet au bout de trois semaines. La lumière agit comme un antidépresseur naturel ! Le matin, en vous préparant, n'oubliez pas d'allumer les lumières !

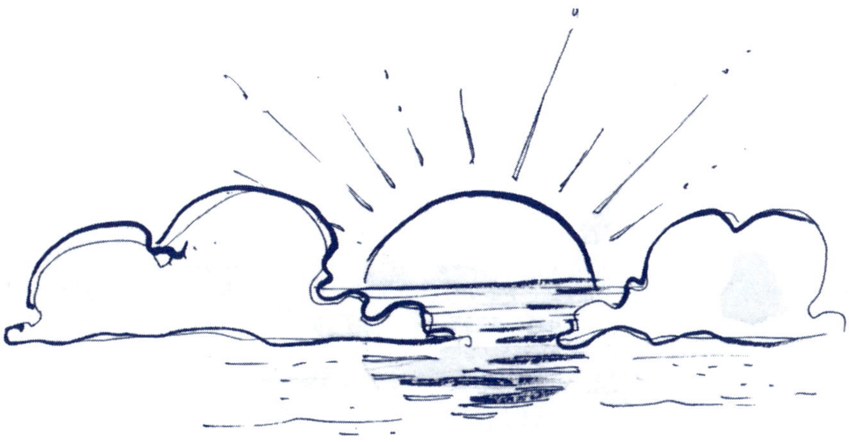

Le simulateur d'aube : un réveil en lumière

⇢ Qu'est-ce qu'un simulateur d'aube ? Quasiment personne n'en avait entendu parler avant que le neurologue et psychiatre David Servan-Schreiber, dans son best-seller *Guérir le stress, l'anxiété et la dépression sans médicaments ni psychanalyse* (Robert Laffont, 2003), ne le mette sous les feux de la rampe. Le simulateur d'aube est en effet l'une des sept méthodes qu'il préconise pour lutter contre la déprime.

⇢ Comment fonctionne-t-il ? L'appareil recrée les conditions naturelles du réveil, en éclairant de façon graduelle la chambre à coucher, par imitation du lever de soleil. L'horloge biologique entrant généralement en régulation avec l'aube, le simulateur reproduit donc, artificiellement et en douceur, le « signal de l'aube ». Il serait très utile pour le blues de l'hiver. Mais attention, ce n'est pas donné !

Vive l'été !

⇢ L'été, qui est la saison qui offre le plus d'heures de lumière, est probablement la période de l'année la plus propice pour retrouver le sommeil...

⇢ D'une part, bien sûr, car la lumière joue un rôle régulateur essentiel dans les rythmes veille-sommeil de notre horloge interne. En revanche, une trop grande chaleur (de même qu'un froid trop important) est un élément perturbateur : le cerveau a besoin de voir sa température baisser pour enclencher correctement le processus d'endormissement.

⇢ D'autre part, parce que, pendant les vacances, chacun se sent plus détendu et vit à son propre rythme, ce qui aide à retrouver un sommeil de bonne qualité. Câliner son époux ou ses enfants, faire des balades dans la nature, passer l'après-midi à faire des confitures de myrtilles et de pêches, flâner au marché avec une amie, visiter un musée, lire sous un pommier, écrire des cartes postales à ceux qu'on aime... sont des « activités » au rythme doux qui rompent avec notre façon de vivre toute l'année sur les chapeaux de roue... Savoir retrouver la saveur de l'instant présent est le meilleur de tous les remèdes !

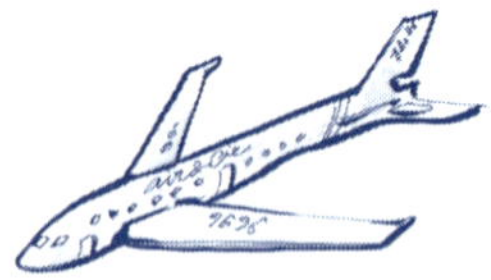

Le décalage horaire (jet-lag) : quand l'horloge interne mélange les jours et les nuits

Le « jet-lag » est l'ensemble des symptômes qui résultent de l'adaptation de l'organisme à un nouveau fuseau horaire. Ces troubles proviennent de la désynchronisation des rythmes circadiens (rythme veille-sommeil, températures et rythmes hormonaux).

Les vols longs (à partir de quatre fuseaux horaires de décalage) désynchronisent l'horloge interne car le cerveau reçoit de multiples signaux de jour et de nuit. Des symptômes apparaissent alors, induits par un décalage brutal entre l'heure physiologique de l'organisme (synchrone avec l'heure du pays de départ) et l'heure du pays d'arrivée.

Les symptômes du jet-lag sont plus ou moins gênants (troubles du sommeil, asthénie, troubles de l'humeur, troubles de l'attention, fatigabilité, perte des repères temporels) et sont d'autant plus marqués que le nombre de fuseaux horaires traversés a été grand. Ces symptômes disparaissent progressivement en quelques jours, ou plus rapidement si l'on sait gérer ce trouble. Selon des études de la NASA, organisme américain qui se consacre aux recherches spatiales et aéronautiques, le temps de récupération est d'une journée par fuseau horaire de décalage. Les troubles se produisent au plus tard dans les 48 heures qui suivent le décalage horaire.

L'importance du jet-lag est fonction du nombre de fuseaux traversés rapidement et du sens du décalage. Un vol vers l'est est toujours plus difficile à supporter qu'un vol vers l'ouest.

Pour éviter de souffrir du jet-lag, la stratégie à adopter dépend donc de la durée et de la destination du voyage. Si vous ne partez que pour 3 jours, vous n'échapperez pas aux moments de somnolence.

Quelques astuces peuvent vous aider à vous recaler

- La synchronisation de l'horloge biologique au rythme du pays d'arrivée passe par l'adaptation au mode de vie local. Il faut régler sa montre sur l'heure d'arrivée pendant le vol, et ainsi s'adapter à l'avance au rythme du pays de destination.

- Quand cela est possible, mais seulement pour les individus souffrant d'une intolérance importante au décalage horaire, il est conseillé de se décaler progressivement (soit en avançant, soit en reculant l'heure du coucher quelques jours avant le voyage). Ceci peut se faire à raison d'1/2 heure à 1 heure par jour.

- Si le but du voyage est important (compétition, conférence, examen, signature d'un contrat...), il est nécessaire d'arriver quelques jours avant l'événement. Refusez toute réunion qui demanderait trop de concentration durant les premières 24 heures.

- Privilégiez les repas riches en protéines durant la journée, et riches en glucides le soir.

⋯⋯> Évitez les siestes, le café et l'alcool durant les 3 premiers jours.

⋯⋯> L'exercice physique : pour vous endormir plus tôt (voyage vers l'est) il faut être très actif le matin au lever (jogging, salle de sport, sauna, piscine). À l'inverse, pour vous endormir plus tard (voyage vers l'ouest), l'activité physique est à privilégier le soir (y compris la sortie en boîte de nuit !).

Si vous allez vers l'est (Europe vers l'Asie)

⋯⋯> Luttez contre la privation de sommeil en dormant dans l'avion.

⋯⋯> Exposez-vous à la lumière extérieure (marche, bain de soleil) le matin et portez des lunettes de soleil l'après-midi. Couchez-vous plus tôt que d'habitude (1 à 2 heures plus tôt). Vous pourrez avoir des difficultés d'endormissement les premiers jours.

Si vous allez vers l'ouest (Europe vers les États-Unis ou l'Amérique du Sud)

⋯⋯> Privilégiez l'exposition à la lumière l'après-midi et mettez vos lunettes noires le matin. Couchez-vous plus tard que d'habitude (1 à 2 heures plus tard). L'endormissement ne vous posera aucun problème, mais vous risquez de vous réveiller très tôt.

⋯⋯> Pour le traitement homéopathique du jet-lag, voir p. 189 (conseils de l'homéopathe).

⋯⋯> Pour le traitement par l'aromathérapeute, voir p. 180.

À CONSULTER : Pour tous les problèmes liés au voyage, le *Vidal du voyageur* (éditions Vidal, 2003) est un guide de santé indispensable.

Le bâillement

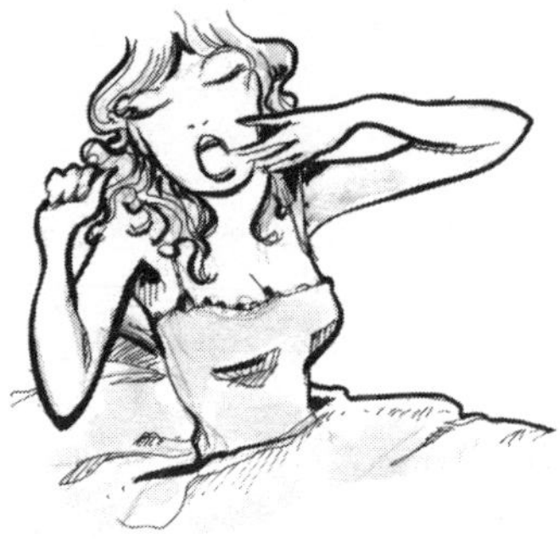

Vous bâillez depuis 5 minutes devant le dernier jeu de télé-réalité de M6 ou devant le documentaire sur l'art moldave d'Arte ? J'en profite pour vous faire rapidement un petit cours d'étymologie... Le verbe *bâiller* viendrait, selon certains, du vieux français *baailler* dont l'origine latine *bataculare* (du latin *batare*) signifie « être béant, ouvert ».

Ne mettez pas en cause le programme culturel de France 5 ni même ce livre studieux si vous bâillez à vous décrocher la mâchoire... C'est juste le signe qu'il est temps d'aller vous coucher. Le bâillement, réflexe archaïque, est un signal envoyé par le corps qui dure 1/4 d'heure. Au lit, top chrono ! Même vigilance en pleine journée : le bâillement est un avertissement à ne pas négliger, surtout dans des situations à risques telles que la conduite automobile ou cycliste.

Même dans le ventre de sa mère, le fœtus (il dort presque sans arrêt jusqu'aux dernières semaines de la grossesse et même pendant l'accouchement !) bâille dès la douzième semaine. Le bâillement, ce cycle respiratoire paroxystique de 5 à 10 secondes bouche ouverte, est un phénomène encore relativement peu étudié.

Il est associé à la somnolence, que ce soit en état de fatigue à l'approche de l'endormissement, ou au sortir de celui-ci au réveil. L'éveil semble le moment privilégié de l'association bâillements et étirements. La durée du bâillement est fixe chez un individu. On observe une stabilité au cours de la vie dans ce comportement : il existe des petits bâilleurs (fréquence faible) et de grands bâilleurs (fréquence élevée).

L'ennui, de même que les activités répétitives et monotones, générateurs d'une baisse de la vigilance, favorisent les bâillements. La grossesse, la plénitude gastrique ou le jeûne sont des circonstances où la fréquence des bâillements augmente. Le mal des transports (cinétose) débute par des crises de bâillements répétés. De même, lors de l'installation d'un malaise vaso-vagal, la sensation de malaise général s'accompagne de bâillements et de sudation.

Si vous voulez en savoir plus, un site Internet unique est dédié au bâillement : **www.baillement.com/** (on peut notamment y découvrir une échographie de bâillement fœtal en 3D). Consultez également : **http://webperso.easyconnect.fr/baillement/Baillement-def.html**

« On se demande comment il se fait que bâiller se communique comme une maladie ; je crois que c'est plutôt la gravité, l'attention et l'air de souci qui se communiquent comme une maladie ; le bâillement, au contraire, qui est une revanche de la vie et comme une reprise de santé, se communique par abandon du sérieux et comme une emphatique déclaration d'insouciance. » ALAIN[6]

Bailler (verbe), l'un des 100 mots à sauver de Bernard Pivot[7]

→ Il y a **bâiller** (ouvrir involontairement la bouche), **bayer** aux corneilles (tuer le temps la bouche ouverte, le regard perdu), et **bailler**, verbe dont on a oublié qu'il est synonyme de donner : « baillez-nous le mot de passe » ; « baillez-moi cent francs ».

→ Bailler ne subsiste plus que dans l'expression « vous me la baillez belle » ou « vous me la baillez bonne », c'est-à-dire « vous cherchez à me faire croire une chose fausse ».

Bâiller est-il contagieux ?

Un célèbre dicton populaire prédit qu'« un bon bâilleur en fait bâiller sept ». Bâiller serait contagieux... De fait, des études sur les primates (notamment des chimpanzés) ont révélé qu'à certains moments, tous les membres d'un groupe se mettent à bâiller ensemble. Cette réplique de bâillement serait initiée involontairement : en effet, le bâilleur n'éprouve aucun désir de faire bâiller et, de même, le spectateur n'a pas conscience d'un désir de bâiller.

C'est ainsi que dans le métro, un bâilleur peut provoquer des répliques jusqu'au bout du wagon... Cette reproduction se déclenche par la vue, qui est un très puissant stimulant. Une étude a montré que 55 % des spectateurs d'une vidéo qui montrait 30 bâillements successifs ont bâillé dans les 5 minutes. Le temps de latence varie de quelques secondes à 5 minutes. Rien que de vous en parler, il me vient déjà une envie...

D'autres comportements se révèlent contagieux comme le rire ou la peur.

Si vous voulez voir la vidéo d'un chimpanzé bâillant devant un congénère : **http ://webperso.easyconnect.fr/baillement/replication/yawn-replication.mpg**

Bâillez souvent

⇢ Cette pratique utilisée dans le yoga est un formidable outil antistress. Le bâillement est un réflexe respiratoire qui apporte calme et détente. Le soupir procède d'un mécanisme similaire. C'est aussi une décharge respiratoire qui apporte détente et satisfaction.

Sommeil au volant : ne trichez pas avec la fatigue !

L'amélioration du réseau routier et le développement du confort et de la facilité de conduite poussent de plus en plus de gens à se déplacer et à entreprendre des trajets de longue durée. La situation est particulièrement aiguë pour les conducteurs professionnels (camionneurs, chauffeurs de car), qui cumulent une privation de sommeil et le non-respect des rythmes biologiques.

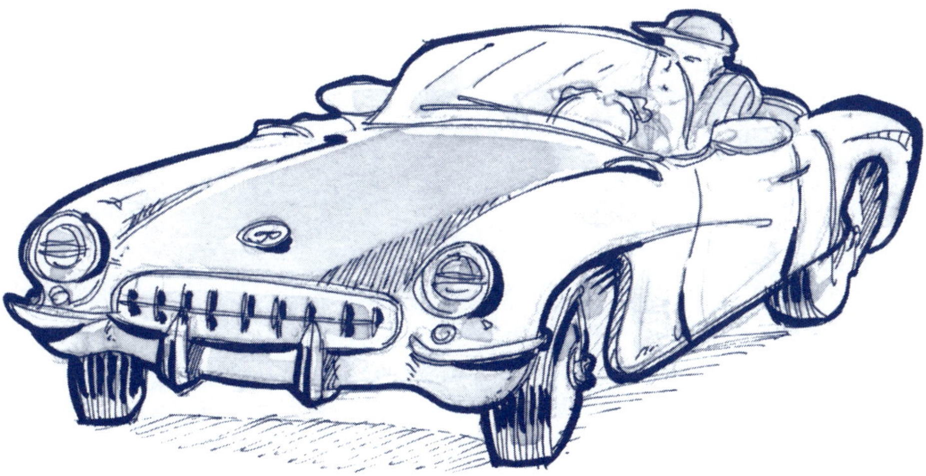

La fatigue au volant intervient dans 34 % des accidents mortels et dans 15 % de la totalité des accidents. Aussi l'Association des sociétés françaises d'autoroutes (l'AFSA) et la Prévention routière ont lancé une campagne d'information : « Ne trichez pas avec la fatigue, pausez-vous. »

Quelques conseils du docteur Éric Mullens, spécialisé dans les pathologies du sommeil[8] :

⋯ Avant le départ

- Dormez correctement les nuits précédentes.
- Attention aux médicaments, certains aggravent la somnolence. Vérifiez la notice.
- Prenez la route après une nuit de sommeil réparateur (environ 7 heures). Ne vous levez pas à une heure inhabituelle.
- Prenez un petit déjeuner consistant et une boisson stimulante (thé, café) à dose modérée.
- Évitez de partir après une journée de travail.
- Avant un voyage de nuit, faites une sieste préventive d'environ 1 h 30.
- Si vous décidez de partir la nuit, sachez que votre vigilance est à son minimum entre 3 et 6 heures du matin.
- Ne vous fixez pas une heure d'arrivée.

⋯ Au cours du trajet

- Imposez-vous des pauses fréquentes d'une durée de 10 à 20 minutes.
- Si vous roulez sur autoroute, détendez-vous, marchez sur les aires.
- Buvez beaucoup d'eau et évitez les aliments riches en graisse.
- Respectez les distances de sécurité.
- Si votre voyage doit dépasser 8 à 10 heures, sachez vous arrêter pour passer une nuit normale.
- Attention à l'approche de votre destination : quatre fois plus d'accidents ont lieu en fin de parcours, suite à un assoupissement.
- 65 % des accidents corporels surviennent à moins de 15 kilomètres de chez soi sur des trajets quotidiens connus.
- Changez de chauffeur lorsque cela est possible pour permettre des périodes de repos, relayez-vous.
- Dès que vous ressentez les signes de la somnolence, arrêtez-vous, même si vous êtes presque arrivé. Un sommeil de 15 minutes peut déjà suffire à améliorer votre vigilance pendant 1 à 2 heures.

···> Sachez reconnaître les premiers signes de fatigue

- Difficulté à maintenir une vitesse constante.
- Difficulté à maintenir sa trajectoire.
- Manque de concentration.
- Inattention à la signalisation ou au trafic.
- Gestes mécaniques.
- Picotement des yeux.
- Bâillements répétés.
- Nuque raide.
- Tête lourde.
- Engourdissement des jambes.
- Périodes d'absence.

···> Sur environ 4 heures de conduite, de jour comme de nuit, on constate jusqu'à 30 minutes cumulées de baisse de vigilance. La plupart des accidents liés à l'assoupissement surviennent la nuit entre minuit et 6 heures et le jour entre 13 heures et 16 heures.

···> Si vous voyagez de nuit...

La conduite de nuit nécessite un certain nombre de précautions à prendre impérativement :

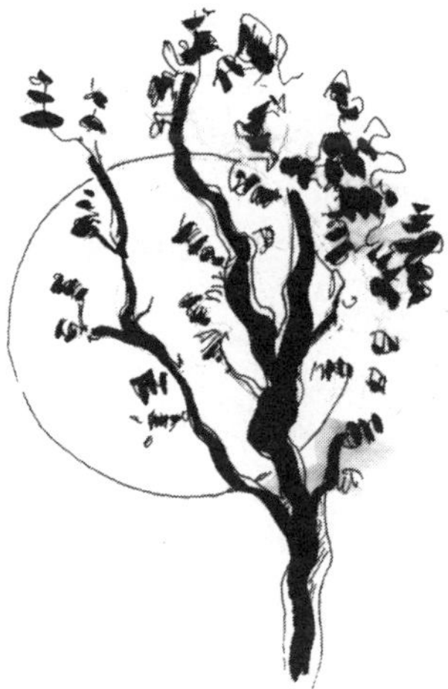

- Faire vérifier sa vue régulièrement et signaler à l'ophtalmologiste la pratique de la conduite de nuit.
- Avoir une paire de lunettes de rechange dans le véhicule.
- Partir reposé et en bonne forme physique. Vous pouvez compenser une dette de sommeil par une sieste préalable dans la journée.
- En cas de contrainte d'horaire, passer le volant à un passager ; se relayer toutes les 2 heures et limiter à 6 heures maximum la durée de conduite par 24 heures. Ne pas aller au-delà de ses limites.
- Être attentif aux signes de fatigue, ne pas hésiter à s'arrêter sur une aire de service.

···> Sachez que 17 heures de conduite sans sommeil sont équivalentes à une conduite sous l'emprise de l'alcool.

Si vous ne deviez retenir qu'un seul conseil valable, retenez celui du professeur Louis Arbus, auteur de plusieurs études sur l'impact accidentogène des troubles de la vigilance : « On n'est pas toujours conscient d'être victime d'un trouble de la vigilance… Aussi chacun doit-il connaître son potentiel de sommeil et être capable de prévenir l'accident en partant reposé »… Arrêtez-vous toutes les 2 heures et dès que vous vous sentez gagné par le sommeil.

Les effets de la sieste et du café sur la conduite nocturne

→ Une équipe du laboratoire de physiologie du CNRS de Bordeaux a testé pour la première fois en conduite réelle l'effet d'une sieste prise sur une aire de repos et l'effet d'un café fortement dosé sur les performances de sujets jeunes (18 à 25 ans) lors d'une conduite autoroutière nocturne. Une demi-tasse de café ou une demi-heure de sommeil divisent respectivement par 3,7 et 2,9 le risque de faute de conduite !

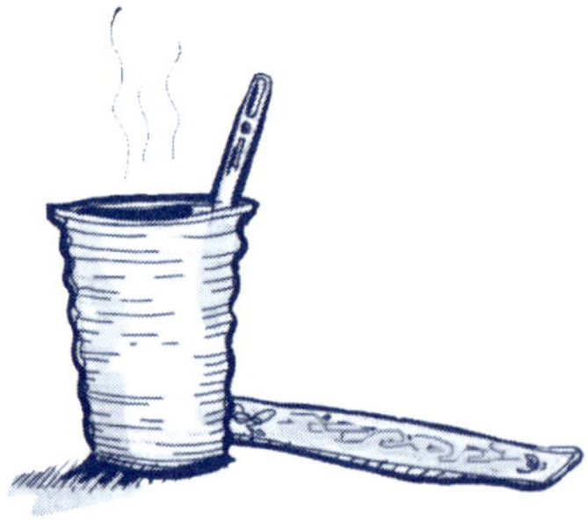

Dormir peu ou le politiquement correct…

→ En 50 ans, les sociétés modernes auraient perdu, en moyenne, 2 heures de sommeil. Un fait de société qui se répercuterait sur la santé et le travail. En seulement 15 ans, les Américains, qui dorment en moyenne 6,8 heures en semaine, ont perdu une heure et demie de sommeil. 45 % des Français estiment ne pas dormir assez en 2006, contre 38 % en 2004[9]. Dormir, dans nos modes de vie, c'est perdre son temps… On a un dîner à rendre à notre voisin de palier, un apéritif dînatoire prévu pour se détendre avec notre meilleure amie, ce DVD tant attendu qui vient de sortir, ce film populaire que tout le monde va voir, le best-seller dont tous vos amis parlent et que vous n'avez pas eu le temps de lire… Le sommeil ressemble dans notre société à une maladie honteuse. Il faut s'en cacher. C'est un peu le même tabou que l'alcool : « Quoi ? Tu ne prends pas d'apéritif ? » Et là : « Comment, tu vas déjà te coucher ? » Et l'on reste éveillé pour être social !… Personne d'autre que vous ne peut vous donner l'autorisation de dormir !

Nos amies les bêtes

Pourquoi parle-t-on de « se coucher avec les poules » ?

→ La tendance « naturelle » de la grande majorité des animaux, humains compris, est d'adapter le sommeil à l'alternance du jour et de la nuit. Guidé par l'horloge interne logée dans l'hypothalamus de chaque individu, le corps se « prépare » ainsi au sommeil lorsque le soir vient : la température générale baisse, un certain nombre d'hormones sont sécrétées et le taux de potassium ou de calcium dans le sang se modifie. C'est ce qui explique qu'il est généralement aussi difficile de s'endormir vers 17 heures que de se tenir éveillé à 4 heures du matin.

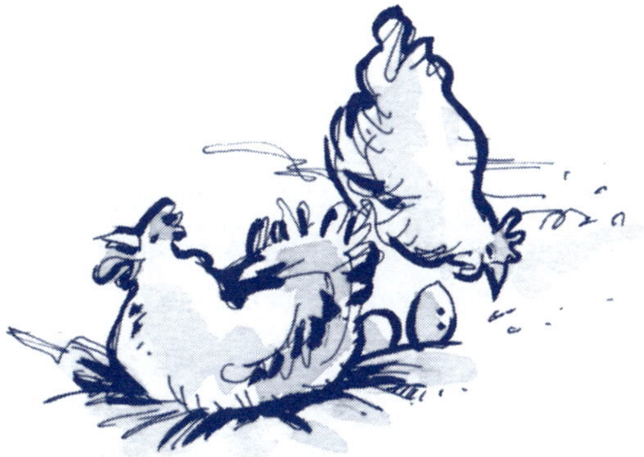

Expression : « dormir d'un œil »

→ Le dauphin ne dort pas d'un seul œil mais d'un seul cerveau ! Tandis qu'un hémisphère de son cerveau montre des signes typiques du sommeil lent, l'autre hémisphère reste éveillé. Il peut ainsi nager en dormant. Cette particularité lui permet d'assurer simultanément deux fonctions vitales. De même, pendant les migrations, l'albatros ou le martinet peuvent voler sans arrêt pendant de très longues périodes. Ces oiseaux présentent un sommeil hémisphérique unilatéral, comme le dauphin.

Expression : « dormir comme un loir »

→ Les loirs sont des sybarites qui se goinfrent la moitié du temps et dorment l'autre moitié. Dès que la température tombe en dessous de 14 degrés, les loirs et les lérots s'endorment, souvent en petits groupes. Ainsi, à la fin d'octobre, ils dorment déjà à poings fermés, roulés en boule, la queue par-dessus la tête. En prévision du grand dodo, ils ont mangé un maximum de noix, noisettes, fruits, pour avoir une belle couche de lard sur le ventre. Ces réserves doivent leur suffire jusqu'à leur réveil en avril, au retour du printemps, soit un somme de 6 mois !

→ De fait, l'hiver, la nature est un vaste dortoir. C'est une façon pour les animaux d'économiser leur énergie ! Il est des animaux, comme les loirs, qui n'ont pas besoin des variations climatiques pour être de gros dormeurs : ainsi, quelle que soit la saison, l'opossum ou le tatou géant dorment environ 18 heures par jour ; le paresseux s'écroule quant à lui pendant 17 heures ! Les vaches, qui ne dorment que 4 heures, l'âne et le cheval avec leurs 3 heures peuvent leur tenir la dragée haute !... En fait, plus la masse corporelle d'un animal est importante, moins il dort.

Ayez pitié des mamans dauphins !

→ Une équipe de neurologistes américains a découvert que les mammifères marins pouvaient vivre plusieurs semaines sans dormir. C'est en étudiant le comportement des jeunes dauphins et de leurs mères que les chercheurs ont observé que les nouveau-nés ne fermaient pas l'œil pendant les premières semaines de leur existence.

→ Ils mettent plusieurs mois à adopter le rythme de vie normal des cétacés, soit 5 à 8 heures de sommeil par jour. Les mères surveillent en continu leur progéniture et ne dorment donc pas non plus...

→ Ce cas est unique dans le monde animal. En effet, toute privation de sommeil entraîne de graves dérèglements physiologiques conduisant à la mort.

Du navigateur solitaire à la gazelle

→ Comme le savent si bien les navigateurs solitaires, le stress et la situation de danger entraînent une activation des systèmes d'éveil qui entrecoupent le sommeil. Ce sommeil polyphasique est un sommeil ancestral que l'homme utilisait quand il était une proie potentielle. Il ressemble à celui de la gazelle qui dort par périodes de 15 minutes pour ne pas s'exposer aux prédateurs !

Les troubles du sommeil

De celui qui dort tout le temps à celui qui ne dort jamais, les troubles du sommeil sont variés... Le plus fréquemment rencontré est l'insomnie, mais il existe des troubles mécaniques ou organiques. Les maladies en cause les plus classiques sont le syndrome d'apnées du sommeil, la narcolepsie ou encore le syndrome des mouvements périodiques. Ces maladies relèvent d'un traitement médical et ne seront pas abordées dans cet ouvrage.

Ce livre est dédié aux seuls insomniaques. C'est en effet le seul sujet sur lequel j'avoue, sinon une petite compétence, du moins une grande expérience.

L'insomnie

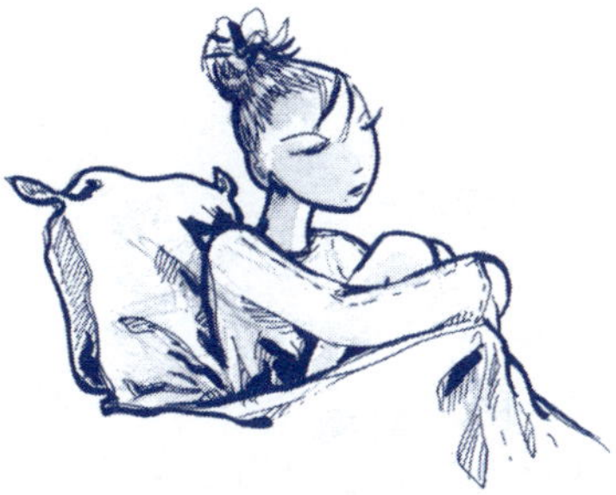

« *Les nuits passées sans sommeil abrègent les jours.* » FRANCIS BACON

L'insomnie – parler d'insomnies au pluriel serait d'ailleurs plus juste car, tout au long de notre vie, elles ont des visages changeants... – est une plainte de mauvais sommeil qui se traduit par des difficultés ou une incapacité à obtenir un sommeil satisfaisant. Le sommeil n'est pas vécu comme récupérateur et cela a des incidences sur la journée du lendemain. De fait, en privant l'individu de ses forces vives, l'insomnie ouvre le champ à mille désagréments, de l'irritabilité au manque de concentration en passant par la suggestibilité.

La plupart du temps passagère, l'insomnie légère est essentiellement due à une mauvaise hygiène du sommeil ou à des facteurs de l'environnement (stress physiques ou psychiques). Elle ne présente pas de risque majeur si ce n'est d'être mal traitée et de faire le lit d'une insomnie chronique. Alors, même si bien souvent la vie ne nous y aide pas, prenons soin de notre sommeil. Il nous est aussi indispensable que l'air.

Les différentes sortes d'insomnies

Les troubles du sommeil sont multiformes : endormissement laborieux, réveils multiples, réveil(s) en cours de nuit avec impossibilité de se rendormir, durée globale de sommeil insuffisante... Occasionnelle ou transitoire (moins de 5 jours), à court terme (jusqu'à 3 mois) ou chronique (plus de 3 mois), l'insomnie peut revêtir plusieurs formes. En dehors de l'exceptionnelle insomnie totale (la fameuse « nuit blanche » qui, en fait, en est rarement une), elle peut être :

• *initiale (avec des difficultés à l'endormissement)*
Cette insomnie est, de loin, la plus fréquente. On a du mal à quitter le versant de l'éveil, comme s'il était impossible de lâcher prise.
Barbara s'est couchée à l'heure habituelle, mais elle « fait du vélo » dans sa tête depuis 2 heures sans arriver à s'endormir. Il lui est impossible de se débarrasser de son flux de pensées parasites. Peu à peu, le stress s'installe et une rengaine insidieuse s'insinue : « Il FAUT que je dorme car il est de plus en plus tard et je vais être crevée demain ». Barbara est mal partie...

• *de milieu de nuit (avec des réveils plus ou moins nombreux au cours de la nuit)*
Cette insomnie traduit une impossibilité de laisser ses problèmes à la porte du sommeil. Madeleine s'endort en moins de 5 minutes tous les soirs. Ses journées sont épuisantes et elle s'écroule ! Pourtant, elle se réveille 3 heures après, puis encore 1 heure après... ainsi trois ou quatre fois dans la nuit. Elle a, chaque fois, du mal à se rendormir. Elle reste bien sagement au lit en se disant que « ça va venir ». La lumière de l'aube et le chant des oiseaux l'apaisent enfin : elle finit par s'endormir quand le jour se lève, vers 6 heures. Lorsque le réveil sonne, il lui faut fournir un effort surhumain !

Souvent, des problèmes digestifs sont également à l'origine de ces réveils nocturnes : une alimentation plus saine le soir est recommandée.

• *terminale (avec un réveil matinal trop précoce et l'impossibilité de se rendormir)*
Comme l'insomnie précédente, elle traduit une tension anormale. Comme si on emportait ses soucis du jour dans le sac à dos pour la nuit...

Jean s'endort le soir facilement et dort 5 à 6 heures d'affilée. Mais là où le bât blesse, c'est qu'il se réveille tous les jours à 4 ou 5 heures, sans pouvoir se rendormir. Il se met à réfléchir à la journée d'hier, à celle de demain : ses pensées sont plutôt pessimistes, son esprit est tracassé. Quand le réveil sonne, il pense qu'il ne dormait pas.

Ainsi, et même s'il existe de fortes différences entre les individus, à tour de rôle, à différents âges ou moments de notre vie, nous nous comportons comme Barbara, Madeleine ou Jean... Il arrive même que ces différentes formes cohabitent.

Symptômes : attention, feu orange !

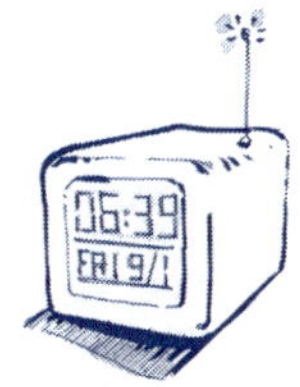

→ Voici quelques symptômes qui doivent vous alerter. Ne les négligez pas. Des insomnies qui se répètent ne doivent jamais être prises à la légère. Elles peuvent faire le lit d'une insomnie qui s'installe ou être le signe d'une dépression larvée...

- Vous avez du mal, depuis plusieurs semaines, à vous endormir.
- Vous rencontrez des difficultés à trouver le sommeil, même lorsque vous êtes très fatigué.
- Au bout d'environ 30 minutes dans le lit, vous ne dormez toujours pas.
- Vous avez des sensations désagréables dans les jambes qui vous empêchent de vous endormir ou vous réveillent.
- Vous avez des réveils intempestifs en milieu de nuit.
- Vous avez l'impression de ne pas fermer l'œil de la nuit.
- Vous avez la sensation d'avoir des nuits non récupératrices.
- Vous vous réveillez tôt le matin et vous ne parvenez pas à vous rendormir, même si vous vous sentez fatigué.
- Vous avez tendance à somnoler toute la journée.
- Vous remarquez une chute brutale de votre énergie en début d'après-midi.
- Vous avez besoin d'un réveil qui « sonne fort et longtemps » (ou de deux réveils).
- Vous avez besoin de dormir beaucoup plus tard le week-end.
- Vous dormez trop (plus de 11 heures par nuit).

D'une façon générale, il faut commencer à s'alarmer lorsque l'insomnie s'installe, c'est-à-dire lorsque vous dormez mal plus de trois fois par semaine et depuis plus de 3 semaines.

Les causes de l'insomnie

Les causes ou facteurs aggravants de l'insomnie sont multiples : anxiété, vulnérabilité au stress, maladies, douleurs, traumatismes, mauvaise hygiène de vie, traitements médicamenteux, difficultés psychologiques, troubles de l'humeur, etc.
Il est nécessaire, dans un premier temps, de vérifier que le trouble du sommeil n'est pas le signal :

• *D'une maladie physique*
Diabète, asthme, maladie infectieuse, ulcère gastro-duodénal, reflux gastro-œsophagien, céphalées, douleurs – rhumatismales, neuromusculaires, traumatiques – hyperthyroïdie... Vérifiez aussi que vous ne prenez pas de médicaments ayant une influence sur le sommeil comme les corticoïdes, les broncho-dilatateurs ou certains hypertenseurs. Certains médicaments excitants (théophylline, salbutamol, cortisone, bêtabloquants ...) peuvent ainsi être responsables d'insomnie.

• *D'un trouble du sommeil intrinsèque*
Syndrome des jambes sans repos, mouvements périodiques nocturnes, troubles respiratoires associés au sommeil (du ronflement aux apnées).

• *D'une dépression sous-jacente*
Elle est toujours à craindre lorsque l'insomnie touche principalement la seconde partie de la nuit et lorsqu'elle est accompagnée de petits signes tels que goût à rien, obligation de se forcer pour faire la moindre chose, repli sur soi et parfois irritabilité, susceptibilité et agressivité.

• *D'anxiété*
Elle provoque aussi bien des difficultés d'endormissement que des éveils dans la nuit. Elle s'accompagne souvent de signes physiques : transpiration excessive, sensation de boule dans la gorge, sensation vertigineuse, bouche sèche...

• *De stress*
Certaines situations professionnelles ou familiales génèrent une tension pénible, qui disparaît dès que la personne peut changer de cadre (exemple du sommeil qui s'améliore en vacances pour le stress professionnel). Voir le chapitre sur la gestion du stress p. 76.

• *D'une insomnie chronique*

C'est une insomnie qui touche environ 15 % des insomniaques. La personne est très préoccupée par son sommeil. Elle y pense dans la journée, le soir, et redoute d'aller se coucher. La mise au lit s'accompagne souvent de pensées négatives telles que « je ne vais pas dormir », ce qui conduit effectivement à un échec du sommeil. Tout se passe comme si la personne se conditionnait négativement par rapport au sommeil. (Voir les conseils du comportementaliste, p. 206.)

> « *Bien plus que le temps, c'est le sommeil qui est l'antidote du chagrin. L'insomnie, en revanche, qui grossit la moindre contrariété et la convertit en coup du sort, veille sur nos blessures et les empêche de dépérir.* » CIORAN

Quand faut-il faire appel au spécialiste ?

→ En cas d'insomnie chronique avec escalade thérapeutique.

→ En cas d'insomnie chronique avec suspicion d'une pathologie spécifique : apnées du sommeil, syndrome des jambes sans repos, mouvements périodiques nocturnes.

→ En cas d'insomnie ayant un retentissement majeur sur la journée du lendemain.

Tenez un agenda du sommeil !

Pourquoi ?

L'agenda du sommeil est l'outil de base pour connaître votre sommeil. De même que, pour traiter l'obésité, il faut connaître les habitudes alimentaires des gens avant de vouloir intervenir par des conseils inadaptés, de même, si vous avez des difficultés à vous endormir, il vous faut connaître votre profil.

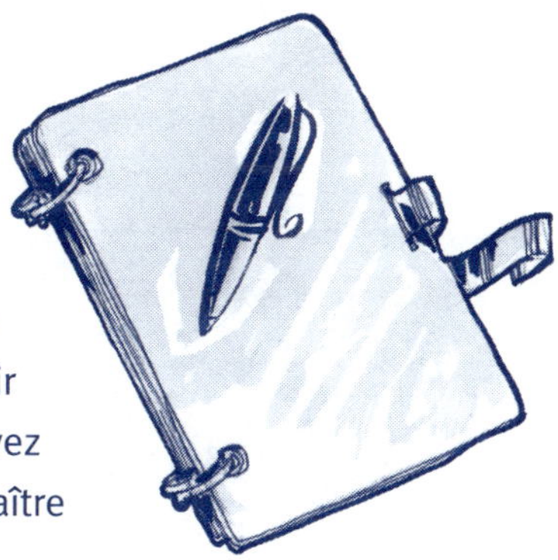

L'agenda du sommeil est un outil simple qui permet de comprendre quels facteurs interfèrent avec votre sommeil. Il vous permettra, en notant tous les éléments importants de votre nuit (heure d'extinction de la lumière, temps mis pour s'endormir, éveils dans la nuit, heure de réveil et de lever matinal, somnolence diurne ou sieste) de mieux connaître vos points forts et vos points faibles.

Comment tenir un agenda du sommeil

Le matin, au réveil, pour décrire le déroulement de la nuit :

- **Notez le moment où vous vous êtes mis au lit, même si c'était pour lire ou regarder la télévision.**
- **Notez si vous vous êtes levé en cours de nuit.**
- **Indiquez votre horaire de lever définitif.**
- **Précisez la qualité de votre nuit, votre forme au réveil.**
- **Précisez si vous avez pris des médicaments ou s'il s'est passé quelque chose qui a pu interférer avec votre sommeil (par exemple faire du sport le soir, avoir mal à la tête, avoir le nez bouché ou de la fièvre, avoir eu un dîner un peu arrosé, prendre des médicaments, avoir la préoccupation du lendemain...).**
- **Donnez une note de 1 à 10 à votre sommeil (en fonction de la qualité de votre nuit).**

Le soir, pour préciser le déroulement de votre journée :

- **Les moments où vous avez dormi dans la journée (dans votre lit ou ailleurs).**
- **Si vous avez eu des moments de somnolence ou des coups de barre.**
- **Appréciez votre forme globale dans la journée (fatigue, tonus, soucis...).**
- **Donnez une note de 1 à 10 à votre journée (en fonction de la qualité de votre éveil).**

En un clin d'œil, cette grille vous permettra de voir votre sommeil et de juger de sa régularité.

L'idéal est de prendre des notes pendant au moins 2 semaines d'affilée (afin d'intégrer plusieurs jours de repos). Cela vous permettra de distinguer ce qui tient des contraintes du travail et ce qui est révélateur de votre sommeil naturel. D'une perception très subjective de votre sommeil, vous passerez à une observation objective plus juste. À vos stylos !

Vous pouvez télécharger un agenda du sommeil sur le site du réseau Morphée : www.reseau-morphee.org/page7357.asp

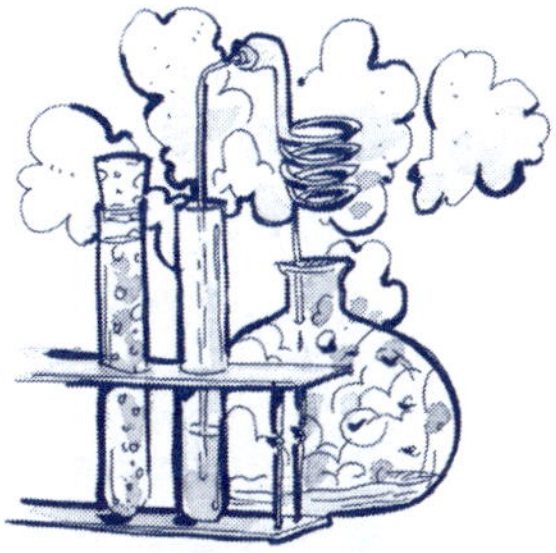

Le diagnostic d'insomnie dans un laboratoire du sommeil

→ La plupart des diagnostics d'insomnie sont réalisés à partir d'un interrogatoire complété par l'agenda du sommeil, éventuellement associés à l'actimétrie.

→ L'actimètre est un petit appareil qui se porte au poignet et qui enregistre tous les mouvements, même légers. Sachant qu'il existe une excellente corrélation entre le rythme activité-repos et le rythme veille-sommeil, cet appareil donne une indication précise des horaires de sommeil et des éveils dans la nuit.

→ Lorsque l'insomnie est sévère et résiste au traitement ou lorsqu'il y a suspicion d'une cause organique, un enregistrement polysomnographique du sommeil est demandé.
Cet examen – qui permet d'analyser finement le sommeil grâce à des capteurs enregistrant en particulier l'électroencéphalogramme, l'électro-oculogramme, l'électromyogramme, la respiration, les mouvements des muscles jambiers – nécessite un sevrage complet en hypnotiques et en tranquillisants depuis au moins 15 jours.

La somniloquie

Elle se caractérise par le fait de parler tout seul, de façon plus ou moins intelligible, à voix mal articulée, pendant le sommeil. Réveiller le bavard n'est pas nécessaire. La somniloquie va de l'émission de quelques sons incompréhensibles jusqu'à de véritables conversations, très élaborées. Elle est très fréquente chez les enfants.

L'insomnie d'altitude

Le mal aigu d'altitude consiste en un ensemble de troubles qui surviennent 4 à 8 heures après l'arrivée en altitude et généralement au-delà de 3 500 mètres. On note une augmentation du nombre des éveils, une diminution de l'indice d'efficacité du sommeil, une disparition du sommeil lent profond et une diminution du sommeil paradoxal. Les symptômes cliniques sont variés :

- **des maux de tête dans 100 % des cas ;**
- **une insomnie dans 2/3 des cas ;**
- **une perte d'appétit dans 1/3 des cas ;**
- **des nausées dans 1/3 des cas ;**
- **des tachycardies.**

Il disparaît à la descente à une altitude plus basse (descendre d'au moins 500 mètres) ou après un temps d'acclimatation à l'altitude (2 à 3 jours).

Pour l'insomnie des montagnes, vous pouvez prendre 5 granules de COCA 7 CH.

Insomniaques et heureuses de l'être [10]

→ Il y a les petits dormeurs et les vrais insomniaques. Le premier a besoin de peu de sommeil et ne souffre pas de fatigue diurne. Le second bataille toute la nuit et souffre d'une baisse d'énergie dans la journée.

→ Mireille Dumas confie : « J'ai cru que j'allais mourir par manque de sommeil mais très vite, je me suis rendu compte que je survivais très bien en dormant moins. Je tire profit de mes nuits. Il m'arrive de lire, d'allumer la télé – je suis d'ailleurs incollable sur toutes les émissions de la nuit. »

→ « Je me suis notamment aperçue que vers 5 heures du matin, j'avais l'esprit très clair. Un peu comme si l'étrangeté des lumières et le calme très particulier qui règnent alors aiguisaient ma créativité. J'ai puisé une énergie différente qui m'a appris à ne pas m'angoisser sur mes insomnies. Écrire m'a fait faire le deuil de mon sommeil. En fait, je prends le sommeil comme il vient. Je ne cours plus après et il y a tout un univers de fiction qui s'organise autour de son absence », avance pour sa part Nathalie Rheims.

Quid des somnifères ?

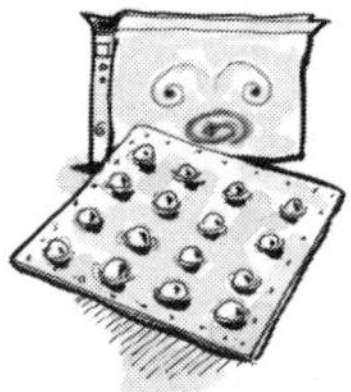

« *J'aime trop les sommeils pour les insulter avec des somnifères.* » Jacqueline Kelen

En cas de désordre du sommeil, le premier réflexe – et ce n'est pas le meilleur ! – est de prendre un somnifère. Chaque jour, environ 10 millions de médicaments contre l'insomnie seraient consommés en France ! Une consommation record du monde !

Il est indispensable, avant d'entamer un traitement, de chercher à savoir si votre insomnie est secondaire à un trouble ou à une affection déterminés – qu'il faudra évidemment traiter en priorité – ou si elle est isolée, généralement liée alors à des facteurs personnels (nouveau travail, rupture, deuil, examen...).

Ce diagnostic de base ayant été posé par un médecin, vous pouvez avoir éventuellement recours aux médicaments. Ces derniers sont susceptibles, lorsqu'ils sont employés temporairement et avec parcimonie, d'être d'un grand secours aux insomniaques. Encore faut-il bien connaître leurs caractéristiques et notamment leurs effets indésirables... En effet, près d'un Français sur dix prend des somnifères. Et dans 40 % des cas, cette prise est régulière, contrairement à toutes les recommandations scientifiques !

On ne le dira jamais assez : s'intéresser au symptôme de l'insomnie seulement pour le faire taire est une solution dangereuse... En outre, les médicaments hypnotiques ont un grand nombre de désavantages :

• *Modification de la structure du sommeil*

Certes, les somnifères augmentent la durée du sommeil, mais on a tendance à oublier qu'ils en perturbent la qualité ! Le sommeil provoqué par les hypnotiques n'est pas naturel. Ces derniers modifient l'architecture de notre sommeil, diminuant le sommeil lent profond et le sommeil paradoxal. Ainsi, il est bien difficile de rêver quand on est assommé par un somnifère... Le sommeil sous hypnotique ne vaut pas un « bon » sommeil naturel.

• *Un effet réduit avec le temps*

Les bonnes pratiques médicales préconisent des traitements brefs – pas plus de 3 à 4 semaines. Ils sont censés répondre à une situation d'urgence et aider à dépasser un épisode insomniaque, une période difficile à vivre. De plus, les effets de ces molécules, si elles sont utilisées nuit après nuit, s'épuisent avec le temps. On est ainsi amené à augmenter les doses et à entrer dans une escalade thérapeutique.

• *Perturbations diurnes*

Quel que soit le soin apporté à l'étude des doses nécessaires et du temps d'élimination du produit par l'organisme, des effets se font toujours sentir après le réveil. Les tranquillisants occasionnent des effets secondaires durant la journée (somnolence, anxiété, bouche sèche, troubles de la concentration et de la mémoire, troubles de l'humeur...).

• *La dépendance*

Les médicaments du sommeil suscitent des phénomènes de dépendance, rares et souvent modérés, mais qui peuvent entraîner des troubles à l'arrêt du traitement. Ils provoquent, en effet, lors de l'arrêt des prises, des symptômes de sevrage, témoins de la dépendance (exacerbation de l'insomnie, anxiété, troubles de l'humeur, asthénie, douleurs abdominales, nausées, crampes musculaires, tremblements, augmentation de la température, modification de la tension artérielle).

Quelques signaux de la dépendance

• Vous ne pouvez vous passer de vos somnifères, où que vous soyez, où que vous alliez.
• Vous avez peur de manquer, vous avez toujours une plaquette en plus, au cas où...
• Vous pensez que vous ne pourrez jamais vivre sans.
• Vous évitez de dire à vos proches que vous prenez des somnifères.
• Vous pensez que vous irez mal si vous arrêtez...

Conseils à ceux qui prennent des somnifères

→ Les enfants doivent être le plus possible préservés de ces produits. L'homéopathie ou les plantes font des merveilles...

→ L'alcool est totalement contre-indiqué lorsque l'on prend des hypnotiques. De fait, les médicaments sédatifs (somnifères mais aussi médicaments contre la toux, la douleur ou l'hypertension artérielle) se marient particulièrement mal avec l'alcool (ivresse rapide, troubles du comportement, somnolence amplifiée ou, au contraire, insomnie).

→ La conduite automobile est le plus souvent contre-indiquée. Les professionnels, dont la vigilance est requise à chaque instant, tels que les conducteurs de véhicules, doivent employer ces produits avec beaucoup de prudence.

→ La toxicité des hypnotiques est accrue chez les sujets âgés. En cas de nécessité, il faut des doses réduites et des produits rapidement assimilés. L'acupuncture aurait des effets rapidement visibles chez les personnes âgées. Ça vaut le coup d'essayer !

En cas de grossesse, des précautions particulières sont indispensables : les somnifères ne doivent pas être utilisés sans l'avis du médecin. En particulier, on évitera d'en prendre le premier trimestre de grossesse ainsi que pendant la période d'allaitement.

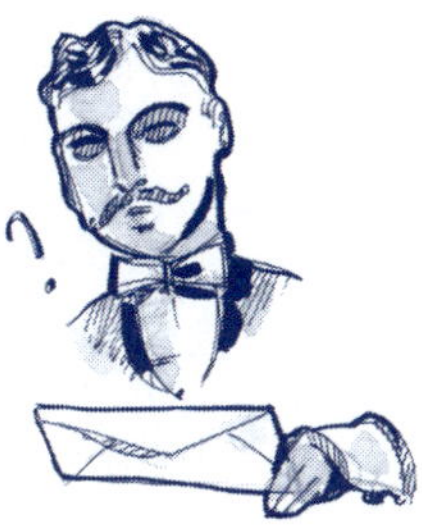

Attention aux troubles de mémoire !

Marcel Proust, insomniaque devant l'Éternel[11], rapporte dans sa correspondance les méfaits d'une surconsommation de somnifères, notamment sur la mémoire puisqu'il lui arrivait, par exemple, d'oublier le nom de sa rue, le numéro de sa maison, et d'adresser des lettres inachevées !

Évitez l'auto-administration de somnifères

→ Votre voisine est une insomniaque chronique et a une armoire à pharmacie d'hôpital psychiatrique ? N'allez pas lui emprunter son flacon... Ne prenez des médicaments que sur avis médical, tout en sachant qu'il est préférable de les utiliser :

- à faibles doses, surtout chez les personnes âgées ;
- pour un temps très limité (parfois en séries interrompues) ;
- il ne faut pas les supprimer brusquement mais diminuer progressivement les doses, en accord avec votre médecin.

Le phénomène de sevrage

→ L'arrêt brusque du traitement est généralement mal supporté. Il y a alors un « rebond » d'insomnie : on dort encore plus mal qu'avant la prise du traitement. L'arrêt brutal d'un somnifère pris pendant 6 mois va ainsi entraîner une insomnie « rebond » de 3 à 4 semaines (aggravation temporaire des difficultés de sommeil quelque temps après l'arrêt du somnifère). L'insomnie de rebond a un effet très puissant incitant l'insomniaque à revenir à ses médicaments, ce qui renforce sa croyance qu'il ne peut dormir sans en consommer. Soyez patient : le sevrage d'un traitement somnifère sera TOUJOURS progressif (il peut durer entre 6 mois et 1 an...)

À LIRE : Pour les accros aux médicaments, un livre est indispensable : le *Vidal de la santé psy*, éditions Vidal. Un guide pour faire bon usage des médicaments psy et comprendre les traitements.

Bref aperçu des autres troubles du sommeil

Du ronflement aux apnées du sommeil

« *Vous ronflez ! Quelle chance. Dans mes insomnies, j'ai si peur du silence.* »
JEAN GIRAUDOUX

Au-delà de 50 ans, 50 % des adultes ronflent épisodiquement mais de façon régulière. Que ces dames ne prennent pas le sujet de haut : si elles sont longtemps plus épargnées que les hommes, à partir de la ménopause, elles sont aussi nombreuses qu'eux... Heureusement, seulement 25 % des hommes et 15 % des femmes souffrent d'un ronflement important, pathologique.

Le ronflement, que certains appellent délicatement la « petite musique de chambre », a tendance à augmenter avec l'âge. Il peut atteindre une intensité de 90 à 100 décibels (l'équivalent du passage d'un camion à proximité) et avoir des conséquences sociales importantes dans les relations avec le conjoint et l'entourage.

Bien que ce symptôme fort répandu et sujet à plaisanteries soit le plus souvent banal, il n'est pas toujours sans risque : dans les pays occidentaux, 4 à 6 % de la population présente un syndrome plus grave, celui d'apnées du sommeil.

L'apnée (du grec *pnein*, « respirer ») est une interruption du débit aérien, volontaire ou non, pendant une durée minimum de 10 secondes. Cet arrêt respiratoire au cours du sommeil est plus ou moins long et habituellement ponctué par un ronflement important. On parle d'apnée lorsque l'arrêt respiratoire dure au moins 10 secondes. Certaines apnées du sommeil peuvent durer jusqu'à 30 secondes. Lorsque ces apnées sont fréquentes, entraînant une asphyxie avec un fractionnement et une perturbation de la qualité du sommeil, avec, pour conséquence, une somnolence diurne plus ou moins importante, on parle de syndrome d'apnées du sommeil (SAS).

Elles sont parfois accompagnées de sensation d'étouffement, d'un sommeil agité et éventuellement d'une transpiration nocturne abondante, ainsi que de fréquents levers pour uriner. Sont souvent associés des maux de tête au réveil, une irritabilité, des troubles sexuels, des troubles de la mémoire et de la concentration, voire des signes de dépression.

Il est primordial de reconnaître et de traiter précocement les apnées du sommeil car, outre qu'elles perturbent la qualité de nos nuits, elles peuvent favoriser l'apparition de troubles du rythme cardiaque, d'hypertension artérielle, et la survenue d'infarctus du myocarde ou d'accident vasculaire cérébral.

Les apnées sont responsables de réveils partiels durant le sommeil. Ce sont les micro-éveils. Ces périodes très brèves de réveil ne sont pas nécessairement perçues par le dormeur. Elles ne provoquent pas de réveils conscients, c'est pourquoi le dormeur sujet à l'apnée du sommeil a l'illusion de dormir normalement.

Le diagnostic du SAS est réalisé au laboratoire du sommeil par un enregistrement de la respiration et de l'activité cérébrale (au cours d'une polysomnographie).

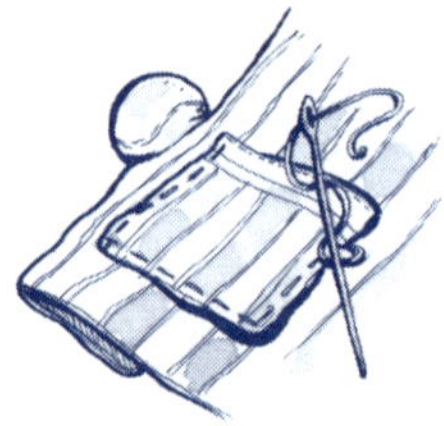

···> Lu sur Internet

la balle de tennis dans le dos pour moins ronfler !

Puisqu'on ronfle surtout en position dorsale, le docteur Peter Edmison, dentiste à Ottawa et spécialiste du ronflement, suggère de placer une balle de tennis dans une poche cousue à l'arrière de la veste de pyjama. Ainsi équipé, vous ne pourrez rester sur le dos. Il suffisait d'y penser ! Un autre truc maison ? Dormir sur un matelas ferme, sans oreiller. Le laboratoire d'explorations fonctionnelles de l'hôpital Béclère à Clamart le propose et il paraît que ça marche !

···> Des traitements adaptés au cas par cas

Les traitements sont adaptés à chaque patient et à l'importance des troubles. Attention au marketing et à la publicité qui vantent les mérites de moyens pas toujours très efficaces !

···> Les mesures hygiéno-diététiques

Elles peuvent, parfois souvent à elles seules, s'avérer suffisantes pour réguler nettement un problème de ronflement. L'abus d'alcool (qui relâche les muscles de la gorge pendant le sommeil), de tabac (qui produit une inflammation des muqueuses de la gorge et du nez) et de somnifères ou d'antihistaminiques (mêmes effets que l'alcool) accentuent la fermeture des voies aériennes pendant le sommeil. Les personnes qui ont un surpoids peuvent tirer bénéfice d'un régime diététique. L'amaigrissement est toujours préconisé devant une surcharge pondérale : la réduction du volume de la base de la langue et des tissus pharyngés améliore toujours le passage de l'air.

···> Le traitement par la pression positive continue (PPC) [12]

Une assistance respiratoire nocturne (ou pendant la sieste) est envisagée lorsque les apnées sont fréquentes (à partir de dix par heure). Une petite machine électrique envoie un débit d'air continu, avec une certaine pression, dans les poumons à l'aide d'un masque nasal. La pression positive continue permet de lutter contre l'obstruction des voies aériennes. Ce système est remboursé en partie (65 %) par la Sécurité sociale. Il n'est cependant pas sans inconvénient (encombrement de la machine, bruit, impossibilité d'utilisation lors d'un rhume...) mais c'est néanmoins le système de référence. Il s'agit d'un traitement palliatif puisque les apnées réapparaissent si le traitement est interrompu.

Il existe aussi des prothèses. Le recours à la chirurgie peut également être envisagé.

TEST

Avez-vous un risque de faire des apnées du sommeil ? [13]

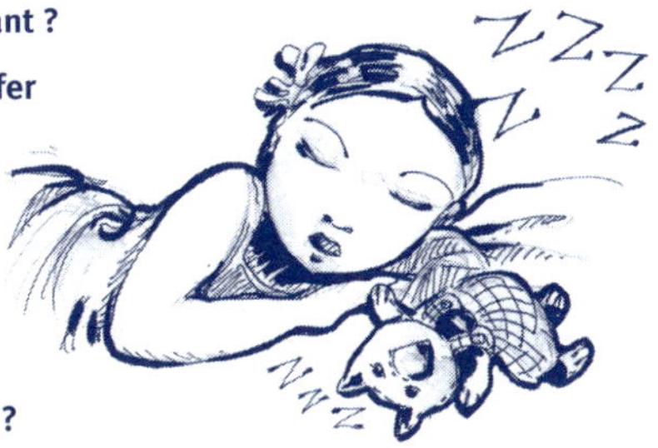

1. **Ronflez-vous habituellement en dormant ?**
2. **Avez-vous parfois l'impression d'étouffer en dormant ?**
3. **Votre partenaire (ou votre entourage) a-t-il noté des arrêts respiratoires au cours du sommeil ?**
4. **Transpirez-vous beaucoup en dormant ?**
5. **Avez-vous souvent des maux de tête le matin au réveil ?**
6. **Bougez-vous beaucoup en dormant ?**
7. **Vous réveillez-vous mal reposé le matin ?**
8. **Avez-vous des « coups de barre » dans la journée ou un test de somnolence anormal (supérieur à 11) ? (Voir le test « Êtes-vous somnolent ? »)**
9. **Avez-vous de l'hypertension artérielle : une tension supérieure à 14/9 cm de mercure ou un traitement médicamenteux contre la tension artérielle ?**
10. **Avez-vous déjà souffert de troubles cardiaques ou neurologiques ?**
11. **Avez-vous des troubles de la mémoire ?**
12. **Avez-vous du mal à vous concentrer dans la journée ?**

Si vous avez répondu « oui » à deux ou plus de ces questions, vous avez un risque d'avoir des apnées du sommeil. Vous devez consulter votre médecin traitant.

NOTE : Les tests proposés n'ont pas pour objet de faire un diagnostic médical qui ne peut être réalisé par un simple questionnaire. Ils ont pour but de vous alerter sur une anomalie éventuelle pour que vous puissiez en parler à votre médecin traitant.

⁘ Les autres solutions proposées :

- Les sprays buccaux ou nasaux à base d'huile ou d'autres produits « naturels » auraient surtout un effet psychologique et placebo.
- Les bandelettes nasales (ou écarteurs narinaires) améliorent l'entrée de l'air dans les narines en maintenant les voies nasales bien ouvertes, mais ne traitent en aucun cas le ronflement. Utiles néanmoins en cas de rhinite ou de gros rhume.
- Les oreillers antironflements ou tout autre système de maintien en hyperextension peuvent avoir une certaine efficacité en favorisant le dégagement des voies aériennes.
- Les vaporisateurs antironflements contiennent des huiles qui risquent de pénétrer dans les poumons.
- Les stimulateurs électriques de poignets ou autres appareils électroniques qui détectent les ronflements et réveillent le ronfleur contribuent à perturber, s'il en était encore besoin, le mauvais sommeil du ronfleur.

À LIRE SUR INTERNET :

www.sommeilsante.asso.fr

Le syndrome des jambes sans repos (ou myoclonie) et mouvements périodiques nocturnes

Certaines personnes sont sujettes, au cours de la nuit, à des secousses involontaires des jambes (parfois, plus rarement, des bras) qui se répètent deux à trois fois par minute au cours d'une bonne partie de la nuit, avec quelquefois jusqu'à des centaines de mouvements par nuit. Cela peut les réveiller, déranger leur sommeil et celui de leur conjoint. Ces mouvements sont très désagréables (sensations de brûlure, de picotement, de déchirement, ou de douleur), les réveillent et perturbent leur sommeil. Une ou deux jambes peuvent être affectées. C'est souvent un trouble familial. Les femmes enceintes ou les personnes anémiées ou carencées en fer le connaissent bien aussi... Des maladies chroniques, telle que le diabète, y conduisent également.

Ces sensations sont surtout présentes lors de périodes de repos, de détente ou d'inactivité durant le jour, mais spécialement au moment de l'endormissement. De fait, ces symptômes augmentent le soir et la nuit. Le problème est que, pour que la sensation désagréable disparaisse (brièvement), la personne a un besoin impérieux de marcher !

Le remède repose sur des petits moyens comme l'utilisation de bains froids ou de jet frais sur les genoux, de massages des jambes et des exercices de flexion des genoux. L'apaisement est de courte durée mais c'est déjà ça ! Avant d'aller consulter un médecin qui vous donnera un traitement de fond, n'oubliez pas un détail : on préconise d'éviter, voire d'éliminer, la caféine.

CONTACT : AFSJR, Association française des personnes affectées par le syndrome de jambes sans repos. 28, rue de la Montagne, 45390 Puiseaux. Tél. 02 38 34 32 80.

Trop dormir : la somnolence excessive[14]

On est habitué à se plaindre d'un manque de sommeil, mais la somnolence anormale est souvent sous-estimée... Certes, s'endormir occasionnellement devant la télévision après un bon repas n'est pas pathologique ! Mais il en va tout autrement lorsque cette somnolence est régulière, obligeant à lutter pour rester éveillé, que ce soit pendant la lecture, en réunion de travail ou de famille. Plus encore, cette somnolence peut surprendre la personne au volant de sa voiture. Elle peut aussi être responsable de mauvaises performances au travail ou à l'école.

Des maladies, en particulier neurologiques ou endocriniennes, ainsi que certains médicaments, peuvent entraîner une somnolence pénalisante. Des maladies chroniques comme l'asthme, l'insuffisance cardiaque, les maladies rhumatismales ou d'autres maladies douloureuses chroniques qui fractionnent le sommeil ont le même effet. Quatre pour cent de la population est diagnostiquée comme souffrant d'une pathologie de l'éveil avec une somnolence diurne... Ces troubles ont des conséquences sur la vie professionnelle et sur la qualité de vie.

Quand faut-il s'inquiéter d'une somnolence excessive et suspecter une maladie du sommeil ?

→ Si vous pensez avoir un temps de sommeil suffisant et que vous ne vous sentez pas bien reposé le matin en vous réveillant ou que vous vous sentez somnolent ou fatigué pendant la journée, vous avez peut-être une maladie du sommeil responsable de cette somnolence.

La narcolepsie : ce trouble chronique du sommeil se caractérise par des accès d'assoupissement qui surviennent brutalement au beau milieu de la journée. Ces accès peuvent intervenir à tout moment. Cette maladie relève d'un traitement médical.

TEST

Êtes-vous somnolent ? [15]

Afin de pouvoir mesurer chez vous une éventuelle somnolence dans la journée, voici quelques situations relativement usuelles, où nous vous demandons d'évaluer le risque de vous assoupir. Aussi, si vous n'avez pas été récemment dans l'une de ces situations, essayez d'imaginer comment cette situation pourrait vous affecter.

Pour répondre, utilisez l'échelle suivante en choisissant le chiffre le plus approprié pour chaque situation :

0 = aucun risque de m'endormir
1 = faible risque de m'endormir
2 = moyen risque de m'endormir
3 = fort risque de m'endormir

Situation :

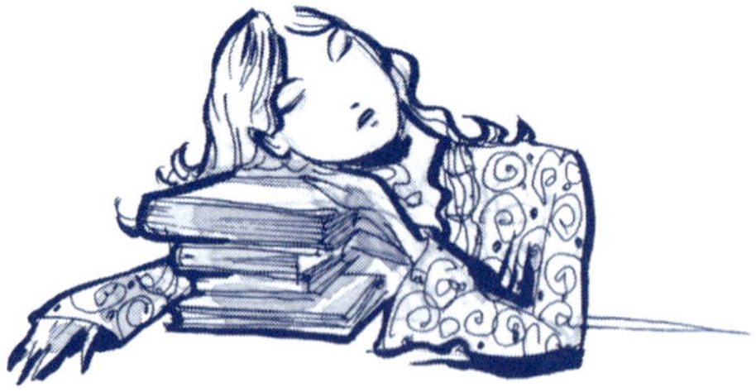

- **Assis en train de lire**
- **En train de regarder la télévision**
- **Assis, inactif dans un lieu public (cinéma, théâtre, réunion)**
- **Comme passager d'une voiture (ou transport en commun) roulant sans arrêt pendant une heure**
- **Allongé l'après-midi lorsque les circonstances le permettent**
- **Étant assis en parlant avec quelqu'un**
- **Assis au calme après un déjeuner sans alcool**
- **Dans une voiture immobilisée depuis quelques minutes**

Somme totale :
Totalisez votre score :

SI VOUS AVEZ MOINS DE 11, vous êtes dans les limites de la normale.

SI VOUS AVEZ ENTRE 11 ET 16, vous êtes anormalement somnolent : consultez votre médecin.

SI VOUS AVEZ ENTRE 16 ET 24, vous êtes très somnolent : vous devriez rapidement consulter votre médecin et ne pas conduire.

Le bruxisme (grincement de dents)

Beaucoup d'entre nous sont sujets au bruxisme pendant leur sommeil. On dit que cela serait une « soupape du stress ». Le bruxisme peut se définir comme des mouvements masticateurs et des grincements (ou/et serrements) des dents répétitifs et involontaires, sans but fonctionnel. Outre que cela est mauvais pour la denture, ce n'est pas toujours bien agréable pour l'entourage ! En effet, ces bruits insolites ne réveillent pas forcément le bruxomane mais réveillent et dérangent ses proches. Cependant, le bruxisme peut être responsable de la désorganisation de l'architecture du sommeil en provoquant des micro-éveils – non conscients –, empêchant ainsi d'accéder au sommeil réparateur. Il n'y a, malheureusement, pas grand-chose à faire hormis porter une gouttière occlusale (coûteuse) qui évite que les mâchoires se rencontrent.

Le mouvement des mâchoires durant le sommeil concerne environ 56 % de la population. Seuls 6 % sont réellement des bruxomanes et vont surtout grincer durant les stades du sommeil lent léger.

Le bruxisme du sommeil est à différencier de celui que l'on observe durant l'éveil. Le bruxisme dit de l'éveil est en général limité dans le temps et correspond à des périodes de forte tension et de stress.

Expression : « tomber dans les bras de Morphée »

Cette expression signifie dormir profondément. Morphée, dieu grec des rêves, est l'un des mille fils du Sommeil (Hypnos) et de la Nuit (Nyx). Le nom de Morphée a la même racine que le mot grec *phê* qui signifie « forme » car il apparaît aux rêveurs sous la forme de personnages humains ou divins. Ses deux grandes ailes de papillon battent rapidement et sans bruit et le portent en un instant aux extrémités de la Terre. Morphée est également représenté une fleur de pavot à la main, or le pavot est la plante dont on tire l'opium et la morphine. On a d'ailleurs donné à cette drogue puissante le nom de Morphée car elle endort les douleurs.

Douze idées reçues sur le sommeil

Éduquer son sommeil, c'est déjà savoir se débarrasser de toutes les idées reçues qu'on véhicule à son sujet. À vos balais ! Il est peu de domaines où les idées reçues sont si nombreuses et si profondément ancrées. Parce que malgré les progrès de la science, le sommeil garde son mystère et est source d'innombrables rites et croyances. Les idées reçues se révèlent souvent fantaisistes. Florilège...

« Les idées reçues ont la vie dure et l'on s'aperçoit qu'il en est de même dans la science du sommeil que dans beaucoup d'autres sciences. Pourquoi alors ne pas tenter de les expurger en les décortiquant et en voyant ce qu'elles ont de vrai, raison de leur existence, et ce qu'elles ont de faux ? » écrit Michel Billiard, auteur d'un très recommandable *Le Sommeil*[16] où il regarde dans les yeux une centaine de croyances sur le sujet.

❶ Le sommeil, c'est la santé

« *Il n'est pas de douleur que le sommeil ne sache vaincre.* » HONORÉ DE BALZAC

→ Les récentes recherches semblent corroborer la croyance traditionnelle qui veut que dormir davantage lorsqu'on est atteint d'une maladie infectieuse aide à la combattre et à guérir plus rapidement. On sait par expérience que l'on peut s'aliter en étant abattu et fiévreux et se réveiller frais et dispos ! De fait, une envie de dormir exagérée est souvent la conséquence naturelle de pratiquement toutes les pathologies infectieuses. Ce phénomène serait dû à la production accrue de certaines protéines par le système immunitaire en réaction à l'infection.

→ Mais dormir suffisamment peut jouer aussi un rôle en améliorant notre résistance à l'infection. Ainsi, des études conduites chez certains jeunes adultes en bonne santé ont démontré que même de légères privations de sommeil réduisent le taux des globules blancs et par là même l'efficacité des systèmes de défenses organiques.

❷ Après un bon repas, on fait la sieste

····› Beaucoup de gens font la sieste après le repas et pensent que c'est le fait d'avoir mangé qui provoque cet assoupissement. En réalité, que vous mangiez ou non, cette baisse de vigilance est due à votre rythme biologique et non à ce que vous avez dans l'assiette. Cette idée reçue est renforcée par le fait que les repas les plus abondants sont souvent les plus arrosés. Et l'alcool est bien connu pour provoquer une douce somnolence. Ceci étant dit, la digestion consomme de l'énergie, ce qui entraîne une diminution du tonus et de la concentration, même sans alcool ! Plus un repas est riche, plus l'envie de dormir sera importante.

····› Les expériences de nutrition continue montrent qu'une « porte du sommeil » s'ouvre entre 13 heures et 15 heures (à un moment où la température du corps s'abaisse) indépendamment du repas. En cas de déficit important du sommeil nocturne, la pression de sommeil s'exerce par vagues successives tout au long de la journée, mais est plus marquée en début d'après-midi (et après 22 heures).

CONSULTEZ :

neurobranches.chez.tiscali.fr/sommeil/chronobiologie.html

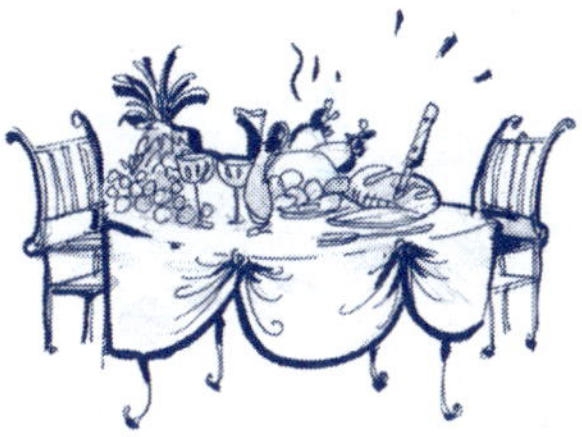

❸ Il faut dormir 8 heures par nuit

« La durée de sommeil nécessaire à chacun est d'environ encore cinq minutes... de plus. » MAX KAUFFMAN

····› Pour être plus heureux, plus détendu, moins stressé, commençons par gommer l'expression « il faut » de notre vocabulaire ! En matière de sommeil, en tout cas, le « il faut être ou faire comme tout le monde » est une ineptie ! Le seul signe d'un sommeil suffisant est la bonne forme dans la journée.

····› À chacun son sommeil : chacun d'entre nous a en effet des besoins de sommeil spécifiques pour se sentir reposé. Cette durée est variable d'un individu à l'autre. La plupart sont des « moyens dormeurs », entre 6 et 9 heures. Les petits dormeurs représentent 10 % de la population. Ils ont besoin de moins de 6 heures et, contrairement aux insomniaques, ils sont en forme et actifs le lendemain. Les gros dormeurs ont, quant à eux, besoin de plus de 9 heures de sommeil.

····› Par ailleurs, certains sont couche-tard, alors que d'autres sont lève-tôt. Il n'y a pas de norme. Les statistiques montrent que 35 % de la population dort moins de 5 heures ou plus de 9 heures.

····› Certains – c'était le cas d'Einstein, cela rassure – ont besoin impérativement de 12 heures ! On dit que Churchill, Victor Hugo et Pline le Jeune se contentaient de 5 heures et que Napoléon n'avait besoin que de 2 à 4 heures par nuit (on sait aujourd'hui qu'il souffrait sans doute d'apnées du sommeil). Le record dans ce domaine serait détenu par un Australien qui dort 3 h 30 par nuit. Ils n'ont probablement pas pensé à étudier le sommeil des moines et ermites...

····› Le seul critère de normalité à retenir est l'impression d'être reposé au réveil et en pleine forme dans la journée. On ne le dira jamais assez : il est préférable de bien dormir plutôt que de dormir longtemps !

····› Napoléon, un rien méprisant, aurait dit : « Un homme dort quatre heures, une femme cinq, un idiot six. »

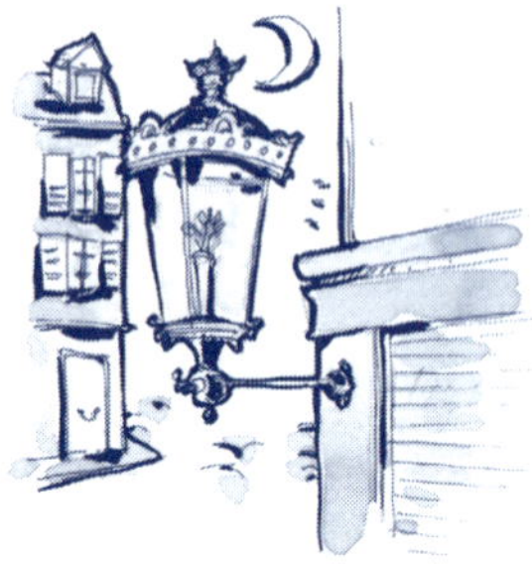

❹ Les bons dormeurs ne se réveillent pas la nuit

····› Tout le monde, y compris les bons dormeurs, se réveille plusieurs fois la nuit. Le sommeil est naturellement entrecoupé de micro-éveils... La plupart de ces phases d'éveil au cours des cycles du sommeil sont suffisamment courtes pour ne pas être perceptibles. Elles ont une fonction de protection de l'espèce. Cela vient d'un réflexe archaïque qui persiste dans le cerveau limbique. En présence d'un éventuel danger (incendie, attaque, intempérie...), ce type de micro-éveil est de nature à donner l'alarme. Certains dormeurs sont « naturellement » plus vigilants que d'autres. Cela dépend des prédispositions génétiques et des circonstances de vie (horaires décalés, maternité...). Beaucoup d'« insomniaques » possèdent les performances du « guetteur » !

····› Le malaise du « vouloir dormir » engendre une sensation de danger qui prolonge la durée et donc le souvenir des éveils. L'impression de nuit blanche est renforcée par la mauvaise appréciation de l'état de sommeil qui encadre deux périodes d'éveil.

« *Vivre, c'est se réveiller la nuit dans l'impatience du jour à venir,*
c'est s'émerveiller de ce que le miracle quotidien
se reproduise pour nous une fois encore,
c'est avoir des insomnies de joie. » PAUL-ÉMILE VICTOR

5 Le sommeil d'avant minuit est de « meilleure » qualité

···> On dit même que les heures de sommeil avant minuit comptent double ! Cette rumeur est sans fondement. Elle vient du fait que le sommeil à ondes lentes (celui où le corps récupère le plus physiquement) prédomine au cours des deux premiers cycles du sommeil tandis qu'en fin de nuit, le sommeil est majoritairement composé de sommeil léger et de sommeil paradoxal.

···> Et il est plus difficile de réveiller un dormeur en sommeil lent profond (ivresse du sommeil) qu'en sommeil paradoxal où la vigilance est immédiate. En fait, ce ne sont pas les heures avant minuit qui comptent double, mais les trois premières heures de sommeil qui suivent l'endormissement, quelle que soit l'heure du coucher. Cela étant dit, suivre le rythme de la nature, en se couchant tôt et en se levant tôt, ne peut que faire du bien...

6 Les personnes âgées ont moins besoin de dormir

···> Comme tout le reste, le sommeil évolue. Si la quantité de sommeil reste stable au cours de la vie, on note souvent un syndrome d'avance de phase avec coucher trop précoce (et fausse insomnie du matin). On ne dort donc pas moins, mais différemment. Le temps raccourci de la nuit (augmentation des éveils intra-sommeil avec difficultés de réendormissement, réveil précoce notamment) est souvent compensé par une (ou plusieurs...) sieste dans la journée. Ainsi, beaucoup de personnes âgées ont un sommeil plus « léger » la nuit, mais font aussi un « petit somme » dans la journée. Elles ont tendance à s'endormir plus tôt et à se réveiller plus tôt. Le sommeil devient polyphasique (presque comme les bébés !).

···> Plus tard, on assiste fréquemment à une fragmentation du sommeil, consécutive au manque d'activité diurne qui perturbe l'efficacité des systèmes inhibiteurs de l'éveil et activateurs du sommeil.

···> Ce sommeil modifié est cependant physiologique. Il est suffisant pour récupérer, sachant que les besoins et les activités sont également modifiés.

❼ Un bon dormeur est capable de s'endormir n'importe où et n'importe quand

⇢ La faculté de s'endormir, même dans le bruit ou en position inconfortable, est plutôt un signe de somnolence diurne excessive. C'est le rythme de sommeil « extrême » des navigateurs solitaires, des grands hommes politiques comme Napoléon et Churchill ou encore de certaines vedettes de télévision.

⇢ Le propre des malades porteurs du syndrome d'apnées du sommeil, par exemple, est bien de s'endormir trop aisément le soir, la journée, mais aussi au volant d'un véhicule. Chez le sujet normal, l'endormissement est quasi impossible en dehors des « portes physiologiques du sommeil » (autour de 22 heures et de 14 heures).

❽ Il faut dormir la tête orientée au nord

⇢ La croyance populaire selon laquelle on doit avoir la tête de lit cap au nord a la vie dure. Les champs magnétiques terrestres auraient une influence sur notre sommeil. La position tête au nord serait la plus reposante, car dans l'axe défini par les deux pôles magnétiques. De fait, la perception du champ magnétique se vérifie dans le monde animal : les pigeons, tout comme les abeilles ou encore les baleines blanches, s'orientent – même au milieu d'un brouillard et en l'absence de visibilité – grâce aux champs magnétiques.

⇢ D'aucuns avancent que dans l'abdomen d'abeilles ou dans des têtes d'oiseaux, on aurait retrouvé la présence de magnétite. C'est avec cet oxyde de fer, qui s'oriente spontanément vers le nord, que l'on fabriquait autrefois des aiguilles de boussole... De là à faire un amalgame avec l'homme... Tout cela est-il bien scientifique ?

À LIRE : ***Du fer dans les épinards et autres idées reçues,*** **sous la direction de Jean-François Bouvet, Seuil, 1997. « Les sens des animaux », Caroline Fonta, J.-L. Janin et Gérard Arnold, dans *Science et vie* n° 158, 1987.**

❾ Compter les moutons aide à s'endormir

⇢ Qui n'a jamais entendu, et suivi, cette recommandation parentale de compter les moutons qui passent une clôture ? Leur décompte précis serait un substitut au rituel de la tisane ou remplacerait un somnifère. Cette idée reçue est réfutée par le fonctionnement du cerveau : pour atteindre l'état de sommeil, celui-ci doit, au contraire, se déconnecter de la réalité et fonctionner le moins possible. Récemment, une très sérieuse étude de l'université anglaise d'Oxford a ainsi démontré qu'il vaut mieux penser à une scène agréable et reposante pour l'esprit que de compter des moutons pour retrouver le sommeil. En effet, une activité comme compter les moutons, les vaches, les voitures ou son argent entretient l'activité neuronale du cerveau, maintient son attention et, contrairement au but recherché, empêche de s'endormir.

····> Il est préférable, pour rencontrer Morphée, de s'adonner à une activité calme comme la lecture ou de prendre un bon bain, qui permet doucement de reposer le corps tout entier. Les chercheurs d'Oxford suggèrent ainsi aux insomniaques de penser à une chute d'eau ou à une plage tranquille... Pour ma part, je m'imagine marcher dans la neige au bord du torrent. Je m'enfonce jusqu'aux genoux, la fatigue me gagne, le blanc me calme et le bruit de l'eau m'apaise... Mentalement, je me répète : « Toutes mes maladies, mes chagrins, mes angoisses et mes soucis coulent dans l'eau... » Pour dormir, il faut penser à autre chose qu'à dormir !

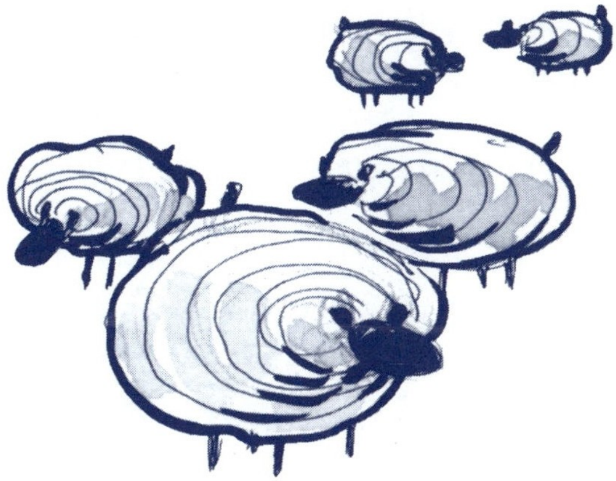

⑩ La nuit porte conseil

····> Dans la mesure où, en phase de sommeil paradoxal, on constate une très forte activité neurologique (le cerveau trie et stocke les informations recueillies le jour), le repos peut apporter une solution à des problèmes de la veille. La nuit, les neurones travaillent dur ! On a également constaté des progrès significatifs dans l'apprentissage d'activités (notamment sportives) d'un jour à l'autre. Ceci laisse penser que la nuit permet d'assimiler un certain nombre de données n'ayant pas pu être acquises dans la ou les journées précédentes. Mais attention : on n'assimile pas une langue étrangère en dormant avec magnétophone !

⓫ On ne réveille pas un somnambule

---> Le somnambulisme est une parasomnie, c'est-à-dire un trouble de l'éveil. Il se traduit par un éveil incomplet pendant la phase de sommeil. Tout se passe comme si le corps était correctement éveillé et actif, tandis que l'esprit reste engourdi et ensommeillé. Les accès de somnambulisme se produisent généralement en début de nuit, en période de sommeil profond.

---> On ne réveille pas un somnambule, non parce qu'il risque de sauter par la fenêtre, mais tout simplement parce que c'est très désagréable pour lui. Le réveil est source de désorientation, de confusion, de stress. Se sentant menacé, le somnambule peut avoir des réactions violentes de fuite ou d'autodéfense et peut se blesser ou blesser son entourage. Guidez le somnambule le plus calmement possible, sans le réveiller, jusqu'à sa chambre et son lit, afin qu'il puisse simplement enchaîner le cycle de sommeil suivant.

---> Le somnambulisme est très fréquent entre 4 et 10 ans. Ensuite, en principe, il disparaît. Le somnambulisme peut reprendre à l'âge adulte : 1 à 3 % des adultes y sont sujets.

---> Les somnambules ont une amnésie complète de ce qui s'est passé pendant la nuit.

⓬ La pleine lune : la dangereuse clarté de la nuit, un mythe ou une réalité ?

---> La légende lunaire ne cesse d'être source de nombreuses croyances. Ainsi, la pleine lune favoriserait les accouchements, la décoloration des linges, les urgences psychiatriques et la délinquance, mais aussi, cette clarté au milieu de la nuit serait propice aux insomnies...

---> De fait, les nuits de pleine lune, phase de clarté, étaient des nuits de grande effervescence dans mon enfance. En réalité, la pleine lune exerce son emprise sur moi deux, trois jours avant la date fatidique. À partir du jour J, le sommeil reprend ses droits. Ces trois jours de nuits troublées sont des temps forts lorsqu'on vit dans une famille d'insomniaques, car ce sont des nuits où l'on se retrouve au cœur de la nuit. On m'a souvent dit que rien de scientifique ne corroborait tout cela et que la pleine lune, statue de la nuit, n'exerçait aucune action sur le sommeil. J'ai voulu en avoir le cœur net et je suis allée y voir de plus près.

---> D'un côté, plusieurs scientifiques ont étudié les comportements animal et végétal les soirs de pleine lune. Le métabolisme des animaux s'accélérerait, une augmentation de l'agressivité serait perçue et l'activité sexuelle serait beaucoup plus intense. Les plantes, elles, pousseraient beaucoup plus vite. Certains affirment que la force gravitationnelle de la lune changerait les effets de gravité sur nos glandes et sur nos organes.

⟶ De l'autre, on nous explique que tout cela ne tient pas debout et que l'interprétation la plus plausible de cette croyance qui perdure serait celle d'un phénomène psychologique tout bête, nommé « biais de confirmation », consistant à ne retenir et à ne prendre en compte que les cas qui confirment notre croyance, mais à négliger ceux qui la réfutent. Associée à une « pensée sélective » de bon aloi, la boucle est bouclée et le mythe se perpétuera dans les foyers. Autrement dit, la pleine lune n'influencerait que ceux qui croient en son pouvoir.

⟶ Il n'en demeure pas moins que mon corps « sait » quand la pleine lune arrive et je n'ai pas besoin d'avoir mon agenda lunaire sous les yeux. Je m'en suis toujours passée ! Après, on dit que les pleines lunes rousses sont plus mauvaises que les autres, que les pleines lunes de changement de saison aussi. Histoires de bonne femme ?

Pleines lunes

2007 : 3/1, 2/2, 4/3, 2/4, 2/5, 1/6, 30/6, 30/7, 28/8, 26/9, 26/10, 24/11, 24/12
2008 : 22/1, 21/2, 21/3, 20/4, 20/5, 18/6, 18/7, 16/8, 15/9, 14/10, 13/11, 12/12
2009 : 11/1, 9/2, 11/3, 9/4, 9/5, 7/6, 7/7, 6/8, 4/9, 4/10, 2/11, 2/12, 31/12
2010 : 30/1, 28/2, 30/3, 28/4, 27/5, 27/6, 26/7, 24/8, 23/9, 23/10, 21/11
et éclipse lunaire le 21 décembre.

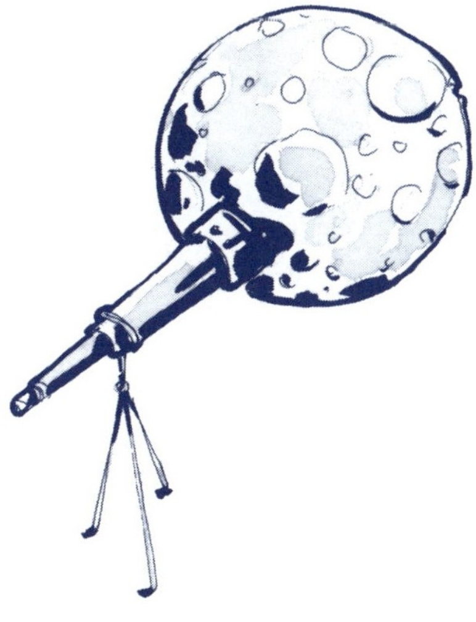

Le sommeil, thérapeute antique

····› Dans l'Antiquité, les Grecs élevaient des autels à Hypnos et nombre de lieux où ils étaient bâtis servaient de centres thérapeutiques. Si l'on en croit la légende, les malades approchant ces autels s'endormaient sous l'influence apaisante d'Hypnos et, dans leurs rêves, Asclépios, dieu de la médecine et de la guérison, venait converser avec eux. Il leur proposait conseils, remèdes à base de plantes et parfois les guérissait sur-le-champ pendant leurs rêves.

Expression : « s'endormir sur ses lauriers »

L'expression n'a rien à voir avec le sommeil ! Celui qui s'endort sur ses lauriers est celui qui, par négligence ou paresse, se contente d'un premier succès (les lauriers, en Grèce comme à Rome, étaient une plante dont on tressait une couronne en symbole de victoire).

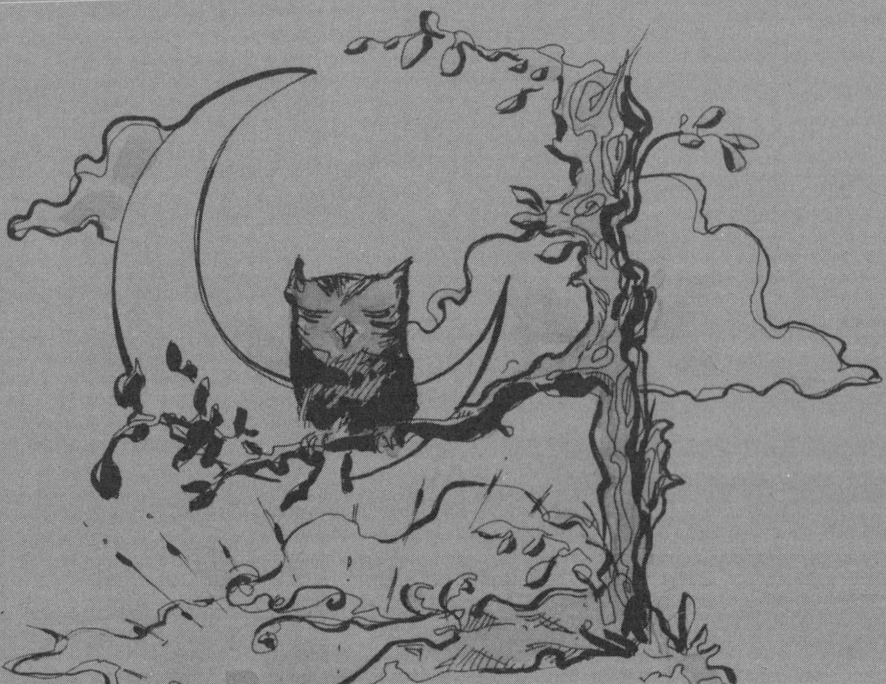

VOS JOURS PRÉPARENT VOS NUITS

Une nuit de sommeil se prépare dès le matin et tout au long de la journée. Savoir se réveiller, se respecter, traverser une journée sans accumuler les conflits, les tensions, savoir entretenir ses rêves et des plages de détente, apprendre à gérer son stress... Tout cela fait, au quotidien, le lit d'une bonne nuit... ou d'une insomnie ! Ne l'oublions pas : nos nuits ressemblent à nos jours.

« Le plus beau sommeil ne vaut pas le moment où l'on se réveille. »
André Gide

Le soleil se lève : à la bonne heure ! Sachez vous réveiller

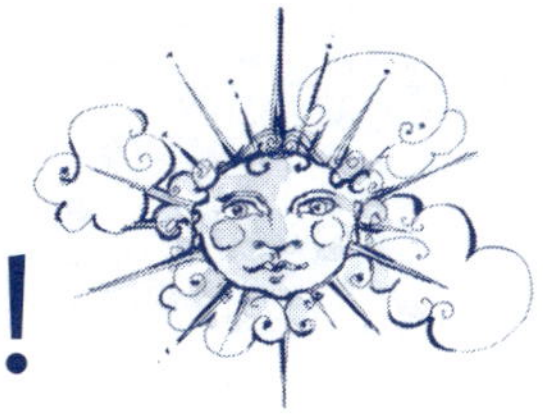

« *Voir, entendre, aimer. La vie est un cadeau dont je défais les ficelles chaque matin, au réveil.* » CHRISTIAN BOBIN

« *Jour après jour,*
C'est un bon jour. » ERIK PIGANI

Combien d'entre nous ont des difficultés à sortir du sommeil, même en cas de sommeil qualitativement et quantitativement satisfaisant ? La bonne humeur n'est pas toujours au rendez-vous... Quelques trucs peuvent rendre les matins plus faciles. Sans compter que le moment du réveil est particulièrement important : c'est un moment de grande perméabilité.

La règle d'or en la matière est d'adopter un réveil en douceur. Votre organisme a tourné au ralenti pendant la nuit ? Laissez-le progressivement reprendre son rythme de croisière. Évitez, à la première sonnerie du réveille-matin, de vous précipiter sous une douche froide. Si vous pensez qu'il s'agit de la meilleure façon de bien démarrer la journée, votre organisme, lui, n'est pas de cet avis ! Alors, soyez à son écoute et optez pour un réveil pianissimo...

Réveillez-vous progressivement

Faites comme les chats, étirez-vous longuement pour redonner à votre corps sa tonicité et sa souplesse. Prévoyez, s'il le faut, de vous réveiller quelques minutes plus tôt pour avoir le temps de vous livrer à ce démarrage en douceur.

Évitez autant que possible le réveil brutal qui risque de « casser » une phase de sommeil importante. Les bruits assourdis de la maison incitent à un réveil spontané.

Pour se réveiller en pleine forme, la solution idéale est de se réveiller sans faire appel à un moyen extérieur (réveille-matin, radio, etc.). Il vous faut bien connaître votre temps de sommeil nécessaire.

Pour cela, faites l'expérience pendant les vacances : endormez-vous quand vous en ressentez l'envie et observez à quelle heure vous vous réveillez spontanément. Vous remarquerez que, dans la plupart des cas, vous vous réveillez de bonne heure, vers 5 ou 6 heures, en ayant l'impression d'être en pleine forme et de n'avoir plus du tout sommeil. Si vous vous rendormez et vous réveillez 1 heure plus tard sous l'influence d'un facteur extérieur (bruit, chaleur...), vous constaterez une impression de fatigue, comme si vous aviez très mal dormi toute la nuit. La raison de ce phénomène est simple. Dans le premier cas, vous êtes réveillé à la fin d'un cycle de sommeil paradoxal, ce qui est normal, parce qu'il précède le réveil spontané. Dans le deuxième cas, vous vous êtes réveillé pendant un cycle de sommeil lent. L'idéal, pour ouvrir l'œil, est d'attendre la phase de sommeil paradoxal suivante : dans l'exemple ci-dessus, si vous vous réveillez en pleine forme à 5 heures, il faut attendre 6 h 30 ou 7 heures pour retrouver cette « forme ».

Enfin, une fois le pied par terre, marquez le moment du réveil par des activités éveillantes : prenez une douche, faites quelques exercices physiques, utilisez un éclairage de forte intensité lumineuse (halogène). Mais la radio et les drames du monde peuvent attendre un peu...

Ceci est un ordre !

Nous l'avons tous vérifié : lorsqu'on a un avion à prendre ou un examen à passer, on se réveille avant le réveille-matin ! Il suffit de s'intimer l'ordre de s'éveiller quelques minutes avant la sonnerie. Cette suggestion ou programmation se fait le soir, avant de s'endormir.

Des fruits contre la fatigue

Si vous êtes fatigué en ce moment, commencez la journée en buvant un grand verre de jus d'agrumes ou de kiwi et la fatigue s'évanouira.

Le réveil radieux des bouddhistes

Un moine bouddhiste me conseilla de pratiquer avant tout le réveil radieux en commençant ma journée en créant un univers mental positif. *Idem* pour le soir. Il m'assurait que tout venait de là : ouvrir la journée comme un pétale accueille le soleil, la clore comme un hibiscus rouge se replie pour la nuit... Depuis, dès le matin, les yeux à peine ouverts, j'essaie de me dire que tout est bon et beau, que la vie ne me veut pas de mal. En souriant.

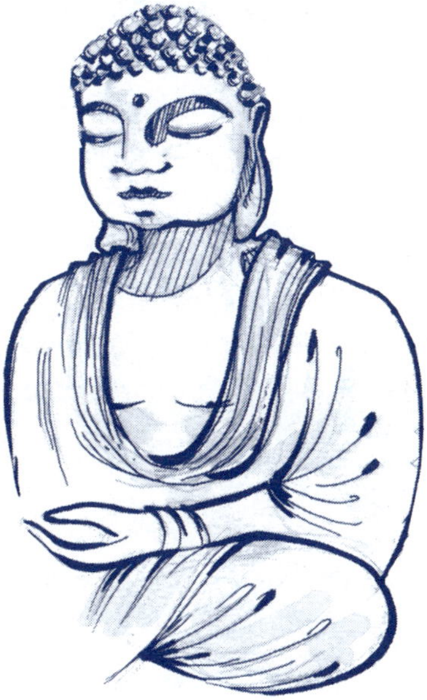

Avec les lèvres mais aussi, et surtout, avec les yeux, je souris. À ce jour qui s'ouvre, aux rencontres que je vais faire aujourd'hui, à la vie qui m'est donnée, à la vie à partager... Ouvrir les yeux et dire « merci ». La joie suivra le sourire et la reconnaissance. La journée s'ouvre sur de meilleurs auspices. J'essaie d'agir de même avant de me coucher : tout a été bien dans ce jour écoulé, merci pour tout. On n'y arrive pas tous les soirs, mais ça vaut le coup d'essayer...

Le soleil du matin

Le matin au réveil, exposez-vous si possible une demi-heure à la lumière du jour en allant, par exemple, au travail à pied : même lorsque le temps est couvert, la lumière du jour est plus intense que la lumière artificielle. Une telle exposition permet de stabiliser le rythme sommeil-veille et a un effet bénéfique sur l'humeur.

> « *Ne croyez donc jamais d'emblée au malheur des hommes.*
> *Demandez-leur seulement s'ils peuvent dormir encore ? ...*
> *Si oui, tout va bien. Ça suffit.* »
> **Louis-Ferdinand Céline**

Halte au stress !

Nous vivons quotidiennement sous stress. Et c'est tant mieux. Car, bien géré, il est stimulant. Le stress (un phénomène archaïque de survie, aussi dénommé « syndrome d'adaptation ») est d'abord une réaction physiologique normale à un stimulus intérieur ou extérieur. En effet, même si le mot *stress* a une connotation négative, il y a le bon stress et le mauvais : la maladie mais aussi la joie, une naissance comme un deuil, un déménagement comme un effort excessif déclenchent en nous, heure après heure, jour après jour, du stress.

La réaction au stress est spécifique, elle dépend du sujet et de ses capacités à s'adapter au monde et aux relations qui l'entourent, mais aussi de la nature et de l'intensité de l'événement ainsi que du contexte social... En période d'insomnies, si l'on recherche les causes, le mauvais stress rôde souvent dans les parages... Aussi, pour avoir un bon sommeil, savoir gérer son stress est la première des règles d'or et elle concerne un monde fou !

En effet, selon une récente étude du CREDOC[17], le nombre de personnes en état de stress a doublé en 10 ans : à ce jour, environ 4 millions de Français en souffrent ! Le stress, mis en évidence il y a une cinquantaine d'années par l'endocrinologue canadien Hans Seylie, s'invite aujourd'hui dans nos vies et cause de nombreux dégâts tant psychologiques que physiologiques...

Les réactions aux facteurs de stress se manifestent de mille manières, de la nervosité à l'irritabilité, de l'insomnie aux migraines, etc. Cela peut aller jusqu'à des hypertensions, des ulcères de l'estomac, des infarctus du myocarde...

Le fait d'être stressé rend également plus fragile aux infections. Vous l'avez déjà probablement remarqué : lorsqu'on est mal dans sa peau, on attrape plus facilement une grippe, une angine ou une sinusite. À l'inverse, en pleine forme, on évite comme miraculeusement les infections virales, même lorsque tout le monde, autour de soi, est malade.

En état de stress, le corps est souvent le premier à réagir : le cœur bat plus rapidement, la tension artérielle monte, la respiration s'accélère, l'estomac se noue. On devient pâle, on sue à grosses gouttes. Le sommeil, si fragile, est aussi l'un des premiers à en pâtir. Le stress est l'un des ennemis les plus redoutables du sommeil du juste. Si le stress s'accumule et prend le pouvoir sur vos jours, le sommeil ne peut plus être maître de vos nuits !

N'oubliez pas que si la nuit de sommeil influe sur la journée du lendemain, l'inverse est également vrai. Seule une période d'éveil active et constructive, alliant travail et loisirs, assure un sommeil reposant.

Certes, de nombreux événements de la vie sont stressants. Certes, il n'existe pas de remède universel contre le stress, mais si on essayait d'inventer de petites parades ?... N'oublions pas cette grande leçon d'Épictète : « Ce ne sont pas les événements qui nous affectent, mais l'idée que nous nous en faisons »... Il faut apprendre à composer sinon le diable se mord la queue : le manque de sommeil devient à son tour source de stress ! Gérer son stress, c'est avant tout lui mettre des limites !

DÉFINITION DU STRESS

Issu du latin *strictus* : « serré, pressé »
(en anglais : « contrainte, tension »)

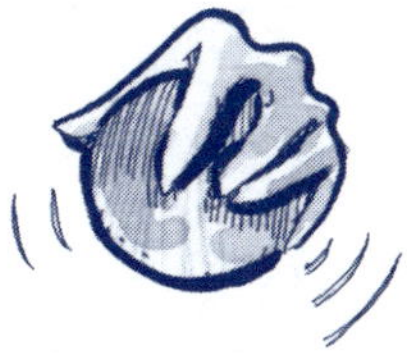

La première définition du stress, avant que le terme ne devienne synonyme de tension, est biologique : c'est la réponse de l'organisme à une agression physique ou psychologique. C'est tout simplement une réaction d'autodéfense mise en place pour affronter les agressions de la vie ! L'agression peut être minime et sans danger, comme le fait de prendre la parole en public. Le stress est donc une réponse en fonction d'une exigence : s'adapter pour garder l'équilibre. C'est en ce sens que le stress est défini comme un syndrome général d'adaptation. Il fait partie de la vie.

Évitables ou non, les facteurs de stress sont multiples. Chocs, agressions, changements, conflits, environnement hostile, surcharges ou déséquilibres... sont autant de demandes d'adaptation auxquelles chacun répond avec plus ou moins de bonheur !

Profil type du stressé

Le portrait-robot de la personne stressée est aujourd'hui celui d'une femme de 40 ans qui élève seule deux enfants, qui exerce un métier sans responsabilités et qui travaille à plus d'une heure de son domicile. Contrairement à ce que l'on a longtemps pensé, le stress n'augmente pas forcément avec les responsabilités au travail. Au contraire ! Moins les gens ont de contrôle sur leur travail, plus ils font des métiers subalternes, plus ils sont stressés.

Identifiez le mauvais stress

Le bon stress est celui qui permet de donner le meilleur de soi-même, de se surpasser, comme lors d'une compétition ou d'un danger (un sportif bat un record, un étudiant réussit un examen, un musicien laisse exploser sa créativité sur scène...).

Le mauvais stress est celui qui nous détruit progressivement, qui nous use petit à petit (2 heures de transport par jour, le harcèlement d'un collègue...).

Les symptômes d'un stress mal géré

- **Réactions psychiques**

Irritation - indécision - anxiété - mélancolie - tristesse - agitation - inquiétude - baisse de la libido - défaut de concentration - faible estime de soi.

- **Réactions comportementales**

Manque d'organisation - isolement - absentéisme - relations difficiles - perception négative de la vie - fuite devant les situations exigeantes - augmentation de la consommation d'alcool, de café, de tabac, de sucre, de chocolat, de télévision...

Traquez les « stresseurs »

On a longtemps cru que les grands événements de la vie (deuil, chômage, déménagements...) étaient les principales causes de stress. Depuis quelques années, on s'est aperçu que les petits « stresseurs » de la vie quotidienne (se lever tôt, habiller les enfants à toute vitesse le matin, une mauvaise ambiance dans le couple, une mauvaise ambiance au travail) usent beaucoup les individus. Les exemples sont légion : les embouteillages, les bruits, les files d'attente, les frictions au travail ou en famille, les problèmes d'argent, les retards...

TEST

Regardez votre stress dans les yeux

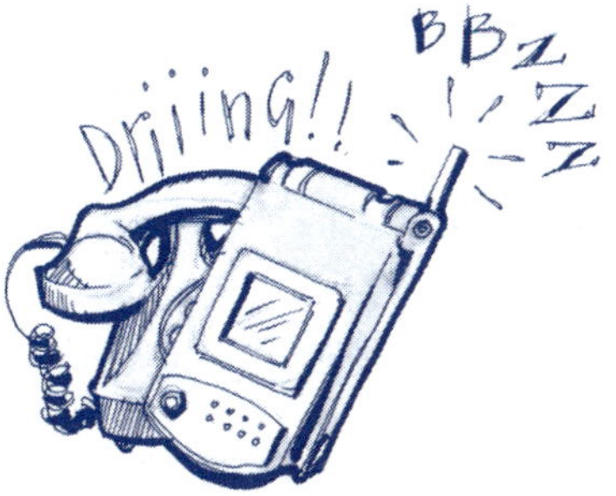

- **Êtes-vous dépendant de l'adrénaline ?**
- **Avez-vous tendance à prendre de trop nombreux engagements ?**
- **Vous arrive-t-il de vous réveiller en réfléchissant à votre travail ?**
- **Pouvez-vous vous empêcher de répondre au téléphone lorsqu'il sonne ?**
- **Attendez-vous toujours le dernier moment avant d'aller faire le plein d'essence ?**
- **Votre portable est-il constamment greffé à votre oreille ?**
- **Roulez-vous rapidement ?**
- **Buvez-vous plus de deux cafés par jour ?**
- **Êtes-vous exténué en arrivant à la maison ?**
- **En vacances ou durant les week-ends, avez-vous de la difficulté à décompresser ?**
- **Vérifiez-vous plus de quatre fois vos courriels durant la journée ?**
- **Manquez-vous de temps pour votre famille et vos amis ?**
- **Vous arrive-t-il de vous sentir agressif ?**
- **Avez-vous besoin d'attendre la dernière minute pour entreprendre un travail ?**

Si vous répondez « oui » à plus de 5 questions, vous êtes le roi du stress ! Ce chapitre sur la gestion du stress est pour vous !

En réalité, il existe quatre grandes sources de stress

• **Le stress professionnel :** surmenage dû à de lourdes responsabilités, harcèlement, pression du résultat, mais aussi, au contraire, le manque d'objectifs ou de motivation, un conflit avec des collègues, le sentiment de ne pas voir son travail justement apprécié ou encore la crainte du licenciement et du chômage, etc.

• **Le stress familial :** une relation instable dans le couple, l'éclatement de la famille (divorce, éloignement des enfants), la crainte de ne pas pouvoir assumer toutes les responsabilités familiales (la difficulté de concilier vie professionnelle et familiale est une cause fréquente de stress chez les femmes : plus de 4 millions d'entre elles en souffrent) ou encore faire face à la maladie de son enfant, au deuil des parents...

• **Le stress physique :** notamment l'oppression de la vie citadine, les douleurs chroniques.

• **Le stress social :** la solitude, la crainte d'être rejeté pour ses choix religieux ou ses orientations sexuelles, subir une lourde injustice, chercher à obtenir à tout prix une image sociale valorisante (être en même temps un bon parent, un bon professionnel, un ami attentif, etc.).

Les modérateurs de stress

Pour faire face au stress, nous avons des armes naturelles. Il s'agit des « modérateurs de stress », des habitudes de vie qui permettent de mieux résister aux agressions extérieures. Les docteurs André, Lelord et Légeron, médecins psychiatres à l'hôpital Sainte-Anne à Paris, les classent en quatre catégories :

···> Hygiène de vie

Résister aux agressions, même psychologiques, c'est avant tout être en bonne santé. Privilégiez des « aliments protecteurs » (fibres, huiles végétales, poissons, sucres lents), excluez alcool, café, tabac et tout autre excitant et enfin, comme le disait ma grand-mère, « bouge ton popotin » !

···⁘ Loisirs

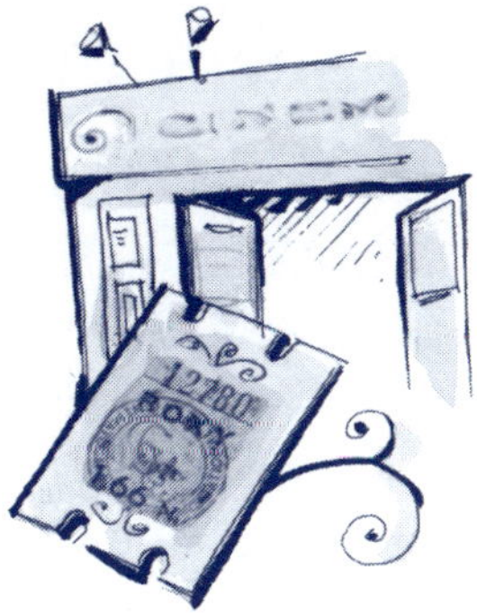

Une activité extraprofessionnelle (atelier d'écriture, sculpture, peinture sur verre, pêche, tarot, yoga, etc.) qui nous passionne crée des états émotionnels à l'opposé du stress. De même, faites-vous plaisir (offrez-vous un petit cadeau, allez au cinéma, apprenez à jouer d'un instrument de musique, initiez-vous à la peinture avec les mains ou à l'ikebana, etc.), cela dissipe les tracas de la vie professionnelle et les relativise.

···⁘ Spiritualité

De nombreuses études ont démontré que la foi, la religion et la pratique spirituelle ont une influence positive sur notre santé mentale et physique. En effet, croire (quelle que soit la religion) donne du sens à la vie, pratiquer apaise l'esprit, partager sa foi aide à se construire un réseau social.

···⁘ Soutien social

On en parle encore peu en France, mais le « support social » est l'un des grands principes de la gestion du stress dans les pays anglo-saxons. David Servan-Schreiber, dans *Guérir*, choisit même de conclure son livre sur ce thème. Le support social, c'est le réseau de toutes nos relations personnelles qui nous permet de faire face au mauvais stress. Des études statistiques ont en effet démontré que les célibataires vivent moins longtemps que les personnes en couple. Ils ont, en effet, moins de contacts humains et donc moins d'occasions de communiquer, de partager leurs soucis et leurs émotions. Un entourage harmonieux est notre meilleur atout.

Si l'amour est l'arme antistress absolue, ne négligez pas non plus l'humour et l'amitié, prenez le temps de voir vos amis. Dans les périodes de stress, on a souvent tendance à se renfermer sur soi, à faire l'« autiste ». Alors que, tout au contraire, c'est le moment d'échanger, de parler et de voir ceux que l'on aime : il est capital de rompre la solitude pour pouvoir partager ses soucis et commencer ainsi à prendre un peu de recul.

Penser autrement : une stratégie pour vaincre le stress

On peut s'exercer à penser autrement ! Changer son comportement dans la vie de tous les jours et face aux autres et interpréter différemment les événements et les situations est possible ! En effet, si vous ne pouvez pas changer votre environnement, vous pouvez modifier la perception que vous en avez, cela influera sur votre réaction ! C'est ainsi que le célèbre psychiatre américain Aaron Beck conseille de surévaluer le positif et de sous-évaluer le négatif. Selon le point de vue que l'on adopte, notre humeur change : on peut trouver catastrophique de renverser son verre sur un inconnu dans une rencontre sociale, mais cet incident peut nous faire connaître une personne qui deviendra notre ami pour la vie.

Notre façon d'envisager un événement de façon disproportionnée a plus d'incidence que l'événement lui-même. Aaron Beck préconise de repérer ces réactions disproportionnées par rapport à la réalité, de façon à apprendre à les dépasser et à les remplacer par d'autres réactions plus appropriées.

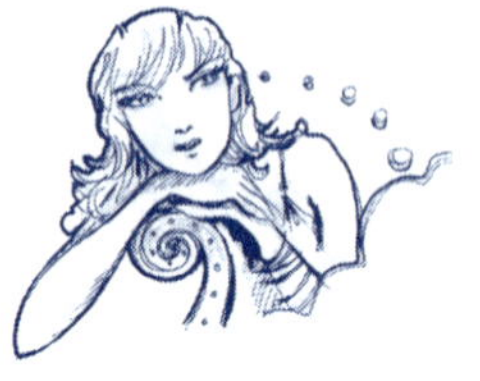

Dix catégories de pensées sources de stress[18]

❶ Le « tout-ou-rien »

Pour vous, les choses se divisent en deux catégories : les bonnes et les mauvaises. Votre performance laisse à désirer ? Il ne vous en faut pas plus pour considérer votre vie comme un échec total. Exemple : votre amoureux(se) vous quitte et vous vous dites : « Je suis un(e) raté(e) ! »

❷ La généralisation à outrance

Il vous suffit d'un événement malheureux pour généraliser et entrevoir une série d'échecs sans fin. Exemple : vous entrez dans un bar et personne ne vous adresse la parole. Vous vous dites immédiatement : « Je n'intéresse personne ! »

❸ Le filtre

Vous vous attardez à un petit détail négatif à tel point que toute votre vision de la réalité en est faussée. Exemple : vous arrivez au bureau avec une nouvelle coiffure. Cinq personnes s'exclament qu'elle vous va bien. Votre patron ne vous dit rien : « Ma coiffure doit être laide, car mon patron ne m'a pas fait de compliment. »

❹ Le rejet du positif

Vous rejetez toutes vos expériences positives en affirmant qu'elles ne comptent pas. Vous préservez ainsi votre image négative des choses, même si votre expérience de tous les jours la contredit. Exemple : vous savez très souvent comment dire les choses dans les rencontres de séduction. Un soir, vous êtes fatigué et cela ne fonctionne pas : « Je ne sais jamais quoi dire lors des premières rencontres. »

❺ Les conclusions hâtives

Bien qu'aucun fait précis ne puisse confirmer votre interprétation, vous avancez une conclusion négative.

• *L'interprétation indue :* vous décidez que quelqu'un a une attitude négative à votre égard, et vous ne prenez pas la peine de vérifier si c'est vrai.

• *L'erreur de prévision :* vous prévoyez le pire, et vous êtes convaincu que les faits confirment votre prédiction. Exemple : une personne que vous venez de rencontrer tarde à vous téléphoner : « Elle ne doit pas être intéressée. »

❻ L'exagération (la dramatisation) et la minimisation

Vous faites preuve de distorsion, autrement dit, vous amplifiez ou minimisez l'importance de certaines choses. Exemple : vous exagérez vos bévues ou le succès de quelqu'un d'autre et vous minimisez vos qualités ou les imperfections de votre voisin.

❼ Les raisonnements émotifs

Vous êtes convaincu que vos sentiments les plus sombres reflètent incontestablement la réalité. Exemple : « Je me sens comme un perdant, c'est donc que je dois être un perdant. »

❽ Les « je dois » et les « je devrais »

Vous utilisez les « je devrais » et « je ne devrais pas » pour vous convaincre de faire quelque chose, comme s'il fallait vous culpabiliser pour y arriver. Vous suscitez en vous des sentiments de colère, de frustration et de ressentiment quand vous attribuez des « ils doivent » ou « ils devraient » aux autres. Exemple : « Je dois absolument être parfait lors de cette première soirée de séduction. »

❾ L'étiquetage et les erreurs d'étiquetage

C'est la généralisation à outrance dans sa forme la plus extrême. Au lieu de qualifier votre erreur, vous vous accolez une étiquette négative... en n'y allant pas de main morte ! Exemple : vous n'avez pas été parfait lors de votre première soirée de séduction et vous vous dites : « Je suis un vrai perdant » au lieu de constater : « C'est vrai, je n'ai pas été parfait, mais ce n'est pas la fin du monde. »

❿ La personnalisation

Même si vous n'en êtes pas le principal responsable, vous vous considérez à l'origine d'un événement désagréable. Exemple : vous sortez avec quelqu'un au restaurant et la personne est malade : « C'est de ma faute. J'ai choisi le restaurant. » Vous avez pourtant mangé la même chose sans tomber malade.

Osez la pensée positive : je dors de mieux en mieux !

La méthode mise au point par le désormais célébrissime Émile Coué tient en une phrase : « Tous les jours et à tout point de vue, je vais de mieux en mieux. » M. Coué aimait citer le texte de Blaise Pascal sur le vertige et la volonté. Ce dernier rappelait que chacun d'entre nous est capable de marcher sur une planche de 10 mètres de long et de 25 centimètres de large si celle-ci est posée sur le sol. Supposons que cette planche soit placée entre les deux tours d'une cathédrale, peu de personnes seront prêtes à s'élancer ! Malgré tous les efforts de volonté possibles, la chute est alors quasiment inévitable. Dans le premier cas, l'imagination nous dit que la traversée était facile ; dans le second, nous imaginons la chute. Le charpentier comme le couvreur imaginent, eux, qu'ils peuvent le faire !

Si l'insomniaque veut dormir comme l'alcoolique veut quitter son état, la volonté ne suffit pas. Il ne s'agit pas de vouloir guérir, mais de s'imaginer guéri ! Jour après jour, je dors de mieux en mieux !

À CONSULTER :

Sur Internet : www.methodecoue.com

Pensées pour transformer votre vie[19]

Une pensée positive peut changer notre vie. Louise L. Hay, auteur de *Transformez votre vie* et *La force est en vous,* nous invite à nous imprégner des citations suivantes et à les méditer :

1 → **J'habite un monde d'amour et d'acceptation.**

2 → **La vie m'aime et je suis en sécurité.**

3 → **Je fais confiance à l'Intelligence divine pour influencer mes affaires et je cours de succès en réussite.**

4 → **Je parle avec sagesse et discernement.**

5 → **Désormais je prends mon corps en charge avec amour.**

6 → **Je me réjouis de l'amour que j'ai à donner.**

7 → **C'est l'amour qui anime ma vie.**

8 → **Je reçois l'amour que je donne.**

9 → **Financièrement, je suis toujours à l'aise.**

10 → **Je trouve de l'aide partout où je me tourne.**

11 → **L'amour inconditionnel c'est simplement un amour qui n'attend rien en retour.**

12 → **Je suis le créateur et l'acteur de ma vie.**

13 → **Les êtres sont comme des fleurs. Chacun a sa beauté propre, chacun s'ouvre et s'épanouit à sa manière et à son rythme.**

14 → **Je suis ici pour remplir une mission.**

15 → **Toutes mes nouvelles habitudes m'aident de façon positive.**

16 → **Aujourd'hui, je choisis de dépasser mes limites d'hier. Je suis prêt à m'ouvrir à quelque chose de nouveau.**

17 → **Je mets de l'amour dans mon regard et je vois tout clairement.**

18 → **Il n'y a pas quelque chose à faire. Il y a quelque chose à savoir.**

19 → **Plus je comprends de choses et plus mon univers s'élargit.**

20 → **Je me fais toujours confiance.**

Pensées pour transformer votre vie

21 → La manière dont nous voyons ce qu'il y a à l'extérieur de nous reflète ce qu'il y a en nous.

22 → Mon corps est un ami et j'en prends soin.

23 → Je reconnais désormais ma créativité et j'y fais honneur.

24 → Je me félicite pour les grandes et petites choses que je réalise.

25 → Décidez de dépasser les limites de votre esprit humain actuel. Oui vous le pouvez.

26 → Je revendique mon pouvoir et je dépasse toutes mes limites.

27 → Je ne peux pas me sentir perdu, seul, ou abandonné car je vis au sein de l'Intelligence divine.

28 → Je suis en paix avec le départ de ceux que j'aime.

29 → J'aime ce que je pense.

30 → Je me choisis une idée de Dieu qui soit pleine d'amour et qui me plaise.

31 → Je donne à la vie avec joie et la vie me le donne avec amour.

32 → L'amour fait toujours disparaître la douleur.

33 → Les émotions sont des pensées qui sont actives dans notre corps.

34 → Je ne suis pas obligé de travailler dur pour mériter un bon salaire.

35 → Si vous vous aimez vous aurez l'énergie de surmonter rapidement tous les problèmes.

36 → J'adore les enfants et les enfants m'adorent.

37 → M'aimer moi-même et aimer les autres me permet de m'épanouir et de vivre au maximum de mes possibilités.

38 → Je m'aime dans toutes les expériences que je traverse et tout va bien.

39 → Quand nous sommes prêts à évoluer, notre vie s'épanouit de façon merveilleuse.

40 → Grâce à mes factures, j'affirme ma capacité de payer.

41 → Je partage mes ressources et mon savoir avec la vie.

Pensées pour transformer votre vie

42 → J'ai choisi des parents qui me conviennent parfaitement dans cette incarnation.

44 → Mon corps est en paix, heureux, en bonne santé, et moi aussi.

45 → En élargissant mes horizons, je fais facilement disparaître mes limites.

46 → Je suis une expression individuelle de la vie.

47 → Je peux guérir en toute sécurité.

48 → Je transforme les leçons à apprendre en partie de plaisir.

49 → Je fais des choix nouveaux, différents, plus positifs, qui me nourrissent de l'intérieur.

50 → Ma maison et mon cœur sont des lieux de paix et de bonté.

51 → La seule chose que vous pouvez vraiment maîtriser, c'est ce que vous pensez au moment présent. Vous avez tout pouvoir sur votre pensée du moment.

52 → Je me crée avec amour une santé parfaite.

53 → La sagesse que je cherche se trouve en moi.

54 → Je mérite ce que la vie a de mieux à m'offrir.

55 → La mort est une porte qui s'ouvre sur une vie nouvelle.

56 → La nourriture est une amie.
Je la remercie de me donner sa vie pour me nourrir.

57 → Chaque instant est un nouveau départ.

58 → Je fais circuler les bonnes nouvelles.

59 → Mon but est de m'aimer davantage de jour en jour.

60 → Tout ce dont j'ai besoin est à portée de ma main.

61 → Je choisis un mode de vie paisible.

62 → Le pardon possède un pouvoir de guérison que j'ai toujours à ma disposition.

63 → Nos parents sont des gens merveilleux.

64 → Tout va bien. J'ai tout ce dont j'ai besoin en ce moment.

65 → Mes pensées déterminent ma vie.

Pensées pour transformer votre vie

66 → Nous sommes de merveilleux êtres spirituels qui vivons une expérience humaine.

67 → Je découvre maintenant de nouvelles et merveilleuses expériences. Je suis en sécurité.

68 → Je concentre doucement mon esprit sur les belles choses de la vie.

69 → Le pouvoir se trouve dans le moment présent. Affirmez votre pouvoir.

70 → Ma conscience est riche.

71 → Je me libère et je pardonne.

72 → Toutes mes expériences font partie de la richesse et de la plénitude de la vie.

73 → C'est avec moi-même que j'entretiens la meilleure relation.

74 → L'amour est le fondement de ma religion.

75 → J'ai la responsabilité de ma vie.

76 → Mes rêves sont des expériences pleines de joie et de tendresse.

77 → Je m'aime et je m'accepte exactement tel que je suis.

78 → Je suis en paix avec ma vie sexuelle.

79 → Quelle que soit mon épreuve, je sais que je suis aimé.

80 → Je suis détendu car je sais que la vie est toujours là pour me soutenir, m'aider et me réconforter.

81 → Pour réussir, vous devez penser que vous êtes une réussite et non un échec.

82 → Je ne suis jamais pressé car j'ai toute la vie devant moi.

83 → Si je suis maintenant dans cette situation, c'est que j'ai quelque chose à en apprendre.

84 → Parce que chacun de nous est unique, il ne peut y avoir ni comparaison ni concurrence.

85 → Je choisis les pensées qui me réconcilient avec l'idée de vieillir.

86 → L'amour désamorce toujours la violence.

N'oubliez pas de prendre des re-créations

Les récréations ne sont pas que pour les enfants. Il nous faut prendre des moments de pause, de re-création dans notre journée. Mais attention, c'est pour faire tout autre chose que ce que vous avez tendance à faire toute la journée ; ceux qui sont assis toute la journée vont aller nager, ceux qui sont stressés vont aller au yoga, ceux qui travaillent dans le bruit vont écouter du Mozart (ou du silence). Alternez les activités yin et yang...

Mes clés zen pour vivre le jour qui vient...

Soyez en avance

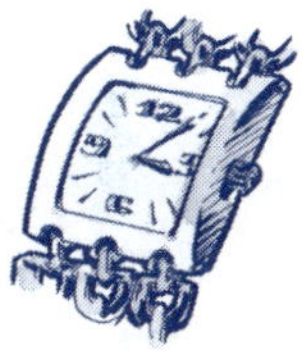

⇢ C'est devenu une manie chez moi : ma montre, mon réveil, mon horloge (et même celle de mon ordinateur !) sont en avance de 10 minutes. En prenant le luxe du temps, en arrivant 10 minutes en avance, on gagne une foule de bénéfices secondaires.

Vous réduisez vos risques d'accidents en conduisant de façon plus détendue et avez du temps pour réviser vos arguments avant un entretien. Vous arrivez avec une attitude mentale positive et êtes plus réceptif aux paroles et aux gestes de votre interlocuteur, ce qui vous permet d'être plus convaincant et de prendre de meilleures décisions.

Je ne saurais plus me passer de ces 10 minutes de pause avant un rendez-vous. J'en profite, quand cela est possible, pour me hisser sur un tabouret et pour prendre un petit décaféiné avec un grand verre d'eau au comptoir du café le plus proche. Dix minutes pour chasser ce qui a précédé et me rendre disponible à ce qui vient.

Éliminez les parasites téléphoniques !

⇢ Chaque jour, nous perdons un temps fou à répondre aux appels téléphoniques inutiles, des soucis des uns aux besoins des autres. Cela détourne notre énergie et notre concentration. Au bureau, du fait de ces interruptions, à la fin de la journée, on a l'impression de n'avoir terminé que la moitié de son travail. N'hésitez pas à fermer la porte et laissez votre boîte vocale faire une partie du travail d'écoute. Rappelez les gens à des périodes précises, dans un délai raisonnable. Relevez vos e-mails deux fois par jour. Évitez les interventions inutiles... À la maison, adoptez les mêmes règles : sachez ne pas répondre tous les soirs aux sollicitations téléphoniques de votre meilleure amie (belle-mère, fille aînée, etc.) déprimée... De l'air !

Brisez la routine !

→ Répéter sans cesse les mêmes activités renforce l'idée que le travail est la seule occasion de se dépasser. Sortez de temps en temps de la routine et accordez-vous une séance de cinéma ou une heure de marche à pied. Tentez de nouveaux loisirs, découvrez de nouveaux endroits, rencontrez des gens ! Un cercle de connaissances large favorise les opportunités de faire des activités qui sortent de l'ordinaire. Peut-être y découvrirez-vous une passion qui vous enflammera et vous permettra d'évacuer le stress...

Le rendez-vous avec soi-même

→ Il y a des années, j'avais suivi un séminaire de gestion du temps. Il m'en reste une astuce que j'avais d'emblée trouvée géniale : le rendez-vous avec soi-même... Partons d'une situation bien connue : vous êtes débordé de travail et votre supérieur hiérarchique vous appelle pour vous confier une nouvelle tâche. Que faites-vous ? Vous allez sur-le-champ dans son bureau et délaissez tout le reste.

Prendre un rendez-vous avec soi-même, c'est tout simplement considérer que vous êtes au moins aussi important que votre patron. Bloquez-vous 2 heures par semaine. Sur votre agenda, vous notez « Rendez-vous avec moi-même ». Vous faites dévier les appels téléphoniques, vous n'y êtes pour personne. Vous pourrez alors traiter vos priorités dans le calme et la concentration. Vous verrez, cela fait merveille et en quelques semaines, ce sont tous vos collègues à l'étage qui vont appliquer la même recette : dévier le stress et programmer la sérénité au cœur de son agenda.

La musique adoucit la vie

→ Offrez-vous une demi-heure de Mozart, de Raphaël ou de la radio Chante France... N'hésitez pas à chanter en même temps ! Une aria ou une chanson de Dalida à tue-tête, ça remet instantanément les choses (et le stress) à leur place...

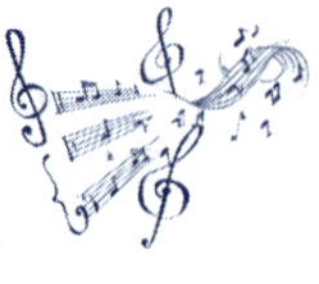

Concentrez vos efforts

→ Rien de pire que de passer d'un projet à l'autre. Ces sauts de puce vrillent les nerfs... En réduisant vos projets à deux ou trois, vous aurez ainsi les ressources et le temps disponible pour les mener à bien. Vous vous sentirez ainsi moins à l'étroit, moins tendu par les échéanciers et plus apte à prendre des décisions.

Apprenez à dire non

→ Peux-tu m'aider à déménager dimanche ? Peux-tu me garder la petite mardi soir ? Peux-tu relire mon manuscrit ? Peux-tu faire l'ourlet de mes rideaux, ma machine à coudre est en panne ? J'ai un mal fou à trouver une location pour cet été, peux-tu faire une recherche (une soirée !) sur Internet pour moi ? Peux-tu faire l'entrée pour samedi soir, on est dix et je suis débordée ?

Vous aimez rendre service et c'est tout à votre honneur. Mais apprenez à dire non au moins une fois sur dix ! On ne vous en voudra pas éternellement et vous verrez, vous respirerez mieux dans votre semaine. Paradoxalement, cela vous aidera, progressivement, à être dans le « oui » !

Sachez déléguer

→ Le surmenage engendre toujours de la fatigue. Apprenez à vous entourer de personnes auxquelles vous accordez toute votre confiance et reposez-vous, le plus possible, sur vos collaborateurs ou sur votre entourage. Ne cherchez pas à faire tout, tout seul. Apprenez à déléguer : les dossiers au travail, les tâches ménagères à la maison. Nul n'est indispensable.

Attention aux responsabilités : portez un sac à dos à votre mesure

→ Penser à bien planifier sa journée évite la dispersion et les tensions. Organiser sa journée à l'avance, c'est laisser moins de place à l'imprévu, c'est maîtriser son emploi du temps. Vous pouvez tenir un agenda en affectant une durée précise à toutes vos tâches quotidiennes, cela permet de gérer son temps en supprimant les dispersions inutiles.

« Fou-rire », ça destresse

D'après les statistiques, on rit de moins en moins : 18 minutes par jour en 1939, 6 en l'an 2000 ! Or, il est désormais établi que certaines émotions positives, tel le rire, sont favorables à une bonne santé physique et mentale. Cela tombe bien : il existe plus de 180 types de rires tels que le rire gras, le rire à gorge déployée, le fou rire... Plusieurs études confirment les vertus thérapeutiques du rire et les Canadiens parlent même de « rigolothérapie »... De fait, garder le sens de l'humour est l'une des meilleures façons d'évacuer son stress. Sans compter que le rire, le vrai rire, fait travailler tous les muscles du corps.

Une louche de plaisir, une !

Apprenez à voir la vie autrement, à vivre le moment présent, à prendre vos distances avec les événements et à vous faire plaisir ! À chaque jour suffit sa peine, dit-on... Eh bien, chaque jour donnez-vous aussi au moins un plaisir :

- **Prenez un bon bain chaud et parfumé aux huiles essentielles.**
- **Faites une activité physique ou sportive.**
- **Faites-vous masser le dos, les pieds ou le corps.**
- **Jouez, riez avec les enfants... comme un enfant !**
- **Offrez-vous de quoi faire un très bon dîner. Pourquoi toujours attendre des occasions pour déboucher une bonne bouteille de meursault ou cuisiner l'un de ses plats préférés ? Les plaisirs se cueillent chaque jour !**
- **Bricolez, dessinez, jardinez, customisez vos vêtements, vos meubles.**
- **Caressez votre chat, allez vous promener dans un parc avec votre chien.**
- **Paressez avec un magazine, écoutez de la musique.**
- **Sortez, allez au spectacle, passez une soirée entre amis.**
- **Faites des pauses régulières dans votre travail.**
- **Remplacez une soirée télé par une autre activité.**
- **Soignez votre apparence avec un petit détail.**
- **Fractionnez vos congés.**
- **Offrez-vous un week-end par trimestre, pas loin, pas cher.**
- **Osez dire non à ce qui vient bousculer votre planning de loisirs, c'est tout aussi important que le reste !**
- **Gardez des moments de temps libre pour laisser place à l'imprévu.**
- **Acceptez l'idée que l'on peut aussi ne rien faire...**

Le rire peut se définir comme un état de crise. En effet, l'organisme réagit de la même façon que lors d'émotions intenses comme la peur : la respiration devient rapide, le cœur bat plus vite, tous les muscles du corps sont tendus, etc. Puis, comme après toute crise, le calme revient. Après le rire, le rieur ressent une profonde détente, il est plongé dans un état de relaxation. Les muscles de ses jambes, de ses bras et de son cou se relâchent, les sphincters font de même, le rythme cardiaque, qui avait considérablement augmenté pendant le rire, diminue et la pression artérielle s'abaisse. La sensation de détente et de sérénité du rieur peut durer jusqu'à 45 minutes après le rire.

Il y a certains moments où, sans en être conscient, vous êtes dans un lâcher prise. Par exemple, lorsque vous riez vraiment, d'un rire venant du ventre, pas de la tête. Ne succombons pas aux contraintes et aux pressions : « fou-rire », c'est bon pour la santé. Le rire est une médecine douce à prendre au sérieux ! Un médecin indien, Madan Kataria, a même créé le premier club du rire à Bombay en 1995. Sa méthode pour « rire sans raison » est inspirée du yoga. Les clubs de rire ont été introduits en France en 2001 par Daniel Kiefer, et il en existe déjà une centaine. Le yoga du rire se pratique chez soi, dans les maisons de retraite, les hôpitaux et même dans les prisons... Pour retrouver la sensation de nos fous rires d'adolescence... En plus, c'est contagieux !

« *Riez et le monde rit avec vous.* » MADHURI KATARIA

« *Le rire et le sommeil, chacun en quantité suffisante, sont les meilleurs remèdes du monde.* » PROVERBE IRLANDAIS

ADRESSES POUR RIRE :

- **Pour les clubs de yoga du rire, consultez www.clubderire.com et www.yogadurire.fr.** Des clubs ne cessent de se monter en France.
- **« T'es plus chouette quand tu souris. »** Tél. 01 43 47 28 22. **www.rire-a-paris.com**

À LIRE DE TOUTE URGENCE :

Comment faire rire un paranoïaque, François Roustang, Odile Jacob, 2000.

La Sagesse des blagues, Alejandro Jodorowsky et Layla Bess, Vivez Soleil, 1999.

« Le rire », numéro hors série de *Sciences et Avenir* de juillet 1998.

Développez votre humour, Bernard Raquin, Dangles, 2003.

Rire pour vivre, Bernard Raquin, Dangles, 2000.

La Psychosomatique du rire, Dr Henri Rubinstein, Robert Laffont, 2003.

Comment descendre en ondes alpha ? La méthode Silva de contrôle mental

Les ondes encéphalographiques dites « alpha » sont les ondes proches de l'état de sommeil (entre 7 à 14 Hz). Pendant le sommeil, nous sommes en ondes thêta (entre 4 et 7 Hz) ou delta (entre 3 et 4 Hz). Les ondes bêta, d'une fréquence de 15 à 30 Hz, sont celles de l'état éveillé ordinaire.

José Silva, dans une méthode développée dans les années 1960 et qui porte son nom, propose de descendre volontairement en alpha de façon à gérer efficacement le stress et ses effets pernicieux.

- Projetez-vous mentalement dans votre lieu idéal de détente.
- Fermez les yeux.
- Sous les paupières closes, dirigez votre regard vers le haut, en un point situé à un angle d'environ 20 degrés par rapport au plan visuel normal.
- À des intervalles de secondes, décomptez de 100 à 1, en étant très concentré.

⇢ Utilisez cette psychotechnique dix matins d'affilée, puis décomptez de 50 à 1, puis de 10 à 1, et enfin de 5 à 1 (à raison de dix matins de suite par exercice). Au bout de cette période, si vous avez parfaitement pratiqué, vous pourrez utiliser la technique suivante dite des trois doigts :

- Descendez en alpha et dites pour vous-même en silence : « Chaque fois que je joins mes doigts – pouce, index, majeur, de la même main – je veux immédiatement descendre au niveau alpha. »

⇢ Il suffira de joindre ces trois doigts pour qu'instantanément, vous descendiez à un niveau plus profond de conscience.

⇢ Pour remonter du niveau alpha, servez-vous, dès le début, de la technique suivante, qui vous évitera d'en sortir spontanément. Dites mentalement : « Je vais doucement sortir de ce niveau en comptant de 1 à 5 ; je me sentirai bien réveillé et mieux qu'auparavant. Un, deux : prépare-toi à ouvrir les yeux ; trois, quatre, cinq : les yeux ouverts, je suis parfaitement réveillé, me sentant mieux qu'auparavant. »

L'exercice de lâcher prise d'Osho

Cet exercice, en trois étapes, est à pratiquer le soir avant de vous endormir et le matin au réveil (entre 10 et 40 minutes).

• Première étape : gloussez

Assis en silence, créez simplement un gloussement de rire dans votre être, comme si le corps tout entier gloussait de rire. Avec le rire, commencez à vous balancer, laissez le rire s'étendre à vos mains, à vos pieds. S'il vient bruyamment, permettez-le ; s'il vient tranquillement, permettez-le. Permettez à tout votre corps d'être impliqué, pas juste les lèvres et la gorge, mais laissez le rire monter de vos talons et laissez ensuite ces ondulations subtiles se déplacer vers le ventre. Visualisez-vous en tant que petit enfant et si l'envie vous en vient, roulez par terre comme un enfant. Le bruit n'est pas tant significatif que la totalité de votre engagement. Ne restez pas raide ; détendez-vous et coopérez. Si au début vous l'exagérez un peu, cela aidera.

• Deuxième étape : enracinez-vous

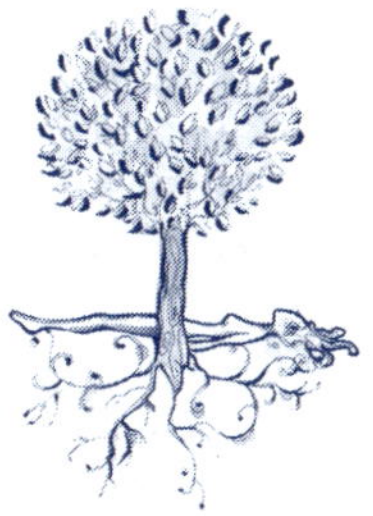

Allongez-vous par terre ou sur le plancher, à plat ventre par terre et nu est le mieux. Prenez contact avec la Terre, sentez que la Terre est votre mère et que vous êtes un enfant, perdez-vous dans cette sensation, respirez avec la Terre, sentez-vous un avec la Terre.

• Troisième et dernière étape : dansez !

Dansez pendant 20 minutes, mettez de la musique et dansez, à l'extérieur s'il fait assez chaud, autrement à l'intérieur. Après ce temps de contact avec la Terre, votre danse aura une qualité différente, parce que la Terre stimule. En 6 à 8 mois, vous verrez apparaître de grands changements. Le rire avant le sommeil donnera le ton à votre sommeil, vos rêves deviendront plus joyeux, plus exubérants et ils aideront votre rire du matin ; ils créeront un contexte et le rire du matin donnera le ton à toute votre journée. Pendant la journée, chaque fois qu'il y a une occasion de rire, riez.

(Osho, extrait de son journal *The Sun Behind the Sun Behind the Sun*.)

Relax !

Quelques méthodes de relaxation

Se relaxer ne consiste pas à s'avachir dans un fauteuil confortable ou à faire une sieste sous un pommier en été. Des techniques, aux protocoles très précis, existent pour se détendre physiquement et mentalement. Elles vont plus loin que la simple détente, en s'appuyant notamment sur le relâchement du tonus musculaire, pour libérer le mental d'un excès de tension (pensées, émotions et sentiments). Cette libération intervient lorsque la relaxation permet d'atteindre ce que l'on appelle un « état de conscience modifiée », état intermédiaire entre la veille et le sommeil. Il y aurait aujourd'hui plus de deux cents méthodes de relaxation aux États-Unis. Toutes reposent sur l'utilisation de sensations corporelles comme point de départ : la voix et la suggestion d'idées ou la visualisation d'images.

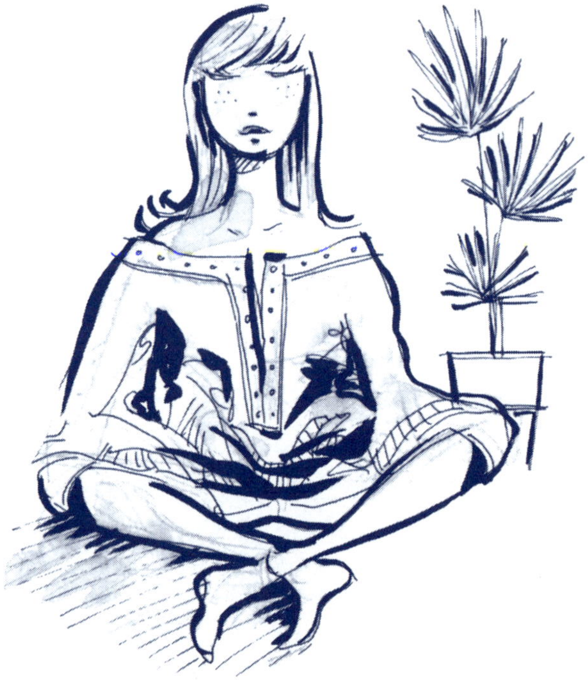

Les techniques de relaxation aident à mieux gérer le niveau général de stress et à réduire la tension physique et les réactions émotionnelles qui perturbent le déroulement optimal du quotidien. Une séance permet, entre autres, de ralentir les rythmes de la respiration et du cœur tout en diminuant la pression artérielle, les tensions musculaires et le taux sanguin de cortisol (l'hormone du stress). Elles aident parallèlement à interrompre le flot des pensées qui entretient le stress et permettent à l'organisme de déclencher la réponse physiologique de relaxation. La relaxation facilite un sommeil réparateur : lorsqu'on a appris à se détendre vite et bien, on parvient à s'endormir rapidement, on se rendort plus facilement en cas d'interruption du sommeil, on dort mieux, plus profondément. Le temps passé à dormir peut donc être écourté… Raison de plus pour partir à la découverte de quelques méthodes qui ont fait leurs preuves !

POUR ALLER PLUS LOIN :

• Fédération européenne de relaxologie et disciplines assimilées.

1, rue Marceau, 49135 Les-Ponts-de-Cé Cedex. Tél. 02 41 44 42 11.

Elle édite un annuaire des relaxologues praticiens. **www.psychorelax.org/**

La grande arme de la respiration

La respiration est la grande arme de la relaxation. Au moindre stress, notre respiration devient plus rapide et superficielle, et donc moins efficace. Le diaphragme se bloque, tous nos muscles se raidissent, ce qui accentue les tensions. Une respiration contrôlée et profonde assure un apport optimal d'oxygène. Les échanges gazeux s'améliorent et le corps retrouve l'oxygénation nécessaire à la détente.

La respiration est la seule fonction vitale dépendante du système neurovégétatif que l'homme puisse maîtriser. Comme le souligne dans le magazine *Top Santé* Alain Héril, sophrologue et psychothérapeute, il est capital de réapprendre à bien respirer au quotidien. « En cas de stress, il faut prendre conscience de sa respiration et, surtout, maîtriser la phase d'expiration, qui doit être aussi longue et profonde que possible. Ce contrôle favorise l'élimination des toxines et procure une sensation de détente. L'inspiration devient plus régulière et naturelle. Enfin, on peut aussi respirer par le ventre, en plaçant sa main sur son nombril et en veillant à ce que l'air reste dans le ventre, pour libérer le diaphragme. Ce type de respiration permet un massage des organes digestifs, ce qui facilite la détente et supprime la sensation de “boule dans l’estomac” chez les personnes angoissées. »

Le yoga est la technique phare pour apprendre à maîtriser son souffle. Plusieurs types de respiration sont pratiqués selon les postures ou les effets requis. Avec l’abdomen ou la cage thoracique, par le nez ou avec la bouche, en se bouchant alternativement une narine, en bloquant la respiration, en égalisant l’inspiration et l’expiration ou en les désolidarisant... Mireille Foucard, professeur de yoga, l’atteste dans le magazine *Psychologies* : « Pour induire de la détente, j’allonge la phase d’expiration, alors que pour redonner du dynamisme, je prolonge la phase d’inspiration. » Deux respirations sont fort utiles aux stressés que nous sommes.

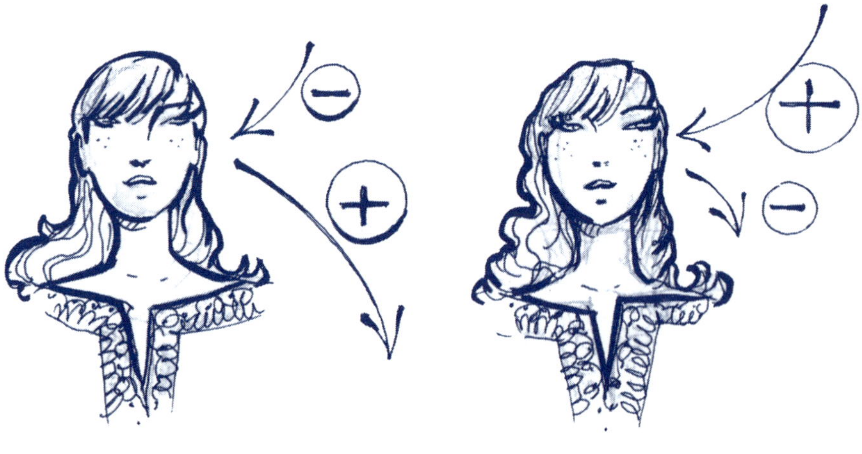

La respiration consciente, profonde et abdominale

Les bébés respirent par le ventre. Nous aussi, lorsque nous sommes détendus ou en plein sommeil. Mais que surgisse un stress ou une douleur, et voilà notre respiration affectée : souffle coupé, haletant, boule dans la gorge qui rend le passage de l’air difficile... De mauvaises habitudes sont vite prises : on ne respire plus par le ventre mais par le thorax, divisant ainsi sa capacité respiratoire par trois ; on respire à l’envers (en gonflant le ventre à l’expiration) ou on gonfle la poitrine en inspirant...

Une respiration saine prend son origine dans l'abdomen, connaît une amplitude large et une fréquence régulière. Essayez !

⇢ Isolez-vous quelques instants pour « respirer » et posez la main sur le ventre. Amplifiez légèrement l'inspiration par le nez en commençant par gonfler la poitrine puis le ventre. L'air pénètre dans vos poumons, puis votre diaphragme s'abaisse pour laisser à la cage thoracique la place de s'ouvrir au maximum. Expirez lentement par la bouche en rentrant d'abord le buste puis le ventre. Votre ventre se dégonfle et cela fait descendre votre main. Vieille technique de yoga, ce mouvement dit de « respiration consciente » décontracte vos muscles et réoxygène votre cerveau.

⇢ Chaque fois que cela vous est possible (dans une file d'attente de cinéma, à un arrêt au feu rouge, dans un embouteillage), profitez-en pour respirer consciemment par le ventre.

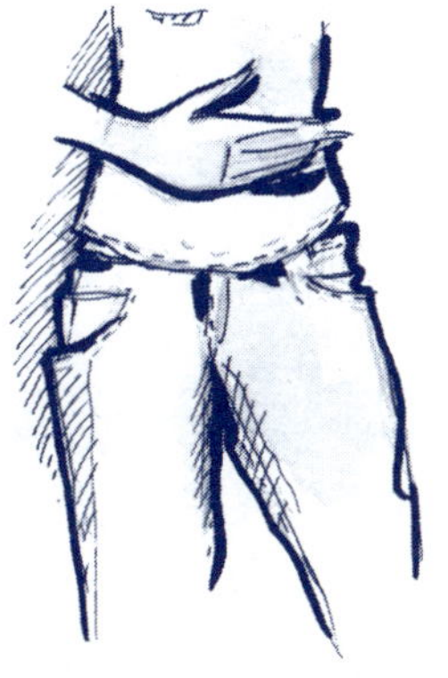

La respiration rythmée

Lorsqu'une personne s'endort, sa respiration change, selon un rythme « inspire-expire-pause, inspire-expire-pause ». L'astuce, en cas de problème, est de susciter volontairement ce type de respiration qui engendre le sommeil et recharge le corps en énergie.

⇢ Un exercice efficace consiste à respirer sur un rythme à quatre temps égaux :

1er temps : inspiration par le nez

2e temps : rétention d'air poumons pleins

3e temps : expiration par la bouche

4e temps : rétention d'air poumons vides

La respiration rythmée stimule efficacement le système nerveux parasympathique. En situation de stress, il suffit de ralentir sa respiration pour se calmer.

La décontraction musculaire

Le training autogène de Schultz

L'une des plus anciennes méthodes de relaxation est la méthode de relaxation concentrative de Schultz, mise au point dans les années 1910. Cette technique d'auto-hypnose est simple, efficace et facile à apprendre.

Le psychanalyste allemand Johannes Heinrich Schultz considérait que « tout état de fatigue ou d'anxiété s'accompagne de contractions musculaires » : si on laisse le corps se détendre, les symptômes tendent à disparaître. Un entraînement quotidien est indispensable. L'avantage est qu'il est bref (10 à 15 minutes) et instaure rapidement des automatismes qui permettent au patient de se relaxer quelles que soient les circonstances.

→ Le training autogène est une technique d'auto-hypnose qui consiste à imaginer que vos muscles sont très lourds (très relaxés). Il se déroule en six séances avec, chaque fois, un exercice qui concerne successivement les muscles, le système vasculaire, le cœur, la respiration, les organes abdominaux, la tête. L'objectif est d'obtenir une sorte de déconnexion générale de l'organisme.

→ La technique se pratique dans une pièce tranquille, assis ou allongé, dans une semi-obscurité, avec une température moyenne, les yeux fermés facilitant le laisser-aller et l'intériorisation. Si possible, ayez les pieds bien au chaud. Débranchez votre téléphone et commencez par vous imprégner de l'idée de calme : dites mentalement « Je suis calme... tout à fait calme... ». Puis vous allez successivement passer par six étapes (ne passez pas plus de 2 minutes par étape).

❶ *Ressentez la pesanteur de vos membres*

Concentrez-vous sur l'un de vos membres, votre bras droit par exemple. Dites-vous qu'il est très très lourd, qu'il est en plomb (cinq à six fois) et laissez l'idée de pesanteur s'étendre au bras gauche, puis aux jambes et enfin à l'ensemble du corps. Il ne faut pas passer à l'étape suivante sans avoir bien ressenti cette extrême lourdeur dans l'étape en cours.

❷ *Ressentez la chaleur de votre corps*

Imaginez-vous, par exemple, être sur une plage au soleil ou devant un feu de cheminée bien flamboyant. Laissez-vous gagner par la sensation de chaleur (phénomène de vasodilatation) selon la même logique et la même progression que pour la pesanteur. Là aussi il faut partir d'un membre, puis élargir au reste du corps par étapes successives.

❸ et ❹ *Les troisième et quatrième exercices consistent à bien s'imprégner des battements de son cœur et de la bonne pénétration de l'air dans ses poumons.* Il ne s'agit pas de modifier votre rythme cardiaque ou votre respiration, mais de sentir votre cœur battre – Mon cœur bat calmement et régulièrement – et d'avoir la sensation que l'air envahit bien vos poumons – Ma respiration est tout à fait calme et régulière, je suis toute ma respiration.

❺ Ressentez chaleur et souplesse dans le plexus solaire – Mon plexus solaire est chaud... tout à fait chaud.

❻ Ressentez la fraîcheur au niveau du front – Mon front est frais, agréablement frais – afin d'isoler la tête du phénomène de vasodilatation qui s'est produit dans tout le corps. Laissez-vous caresser par une fraîche brise d'été.

→ À l'issue de chaque séance (un petit quart d'heure), on reprend très progressivement une activité normale : mouvement des bras, puis des membres inférieurs et ensuite de tout le corps ; deux ou trois respirations profondes avant d'ouvrir les yeux. Quand l'état de tonicité est retrouvé, laissez le langage naturel du corps s'exprimer : soupirs, bâillements, étirements. Cette reprise de contact avec le réel est évidemment inutile si vous souhaitez vous endormir !

→ L'objectif ici est double :

- Provoquer un état de relaxation pour que l'individu soit sensible aux suggestions de calme, de bien-être qu'il se donne et parvenir à un état modifié de conscience.
- Éliminer rapidement la fatigue et supprimer les tensions.

À LIRE : dans l'excellente collection ABC,
consultez *l'ABC de la relaxation,* Jacques Choque, Grancher, 1993.

Exercice

Couché sur le dos, fermez les yeux et écoutez. (C'est une forme légère d'hypnotisme.) L'objectif est de contracter chaque muscle des régions désignées, puis de les décontracter. Enregistrez les instructions (des cassettes ou des CD existent tout prêts, mais cet exercice est encore plus efficace si vous enregistrez les instructions avec votre voix).

- **Sentez vos pieds. Sentez le poids de vos pieds.**
  Sentez-les se décontracter et peser sur le lit.
- **Sentez la partie inférieure de vos jambes. Sentez leur poids.**
  Sentez-les se décontracter et peser sur le lit.
- **Sentez vos genoux. Sentez leur poids.**
  Sentez-les se décontracter et peser sur le lit.
- **Sentez la partie supérieure de vos jambes. Sentez leur poids.**
  Sentez-les se décontracter et peser sur le lit.
- **Sentez vos mains. Sentez leur poids.**
  Sentez-les se décontracter et peser sur le lit.
- **Sentez la partie inférieure de vos bras. Sentez leur poids.**
  Sentez-les se décontracter et peser sur le lit.
- **Sentez vos coudes. Sentez leur poids.**
  Sentez-les se décontracter et peser sur le lit.
- **Sentez la partie supérieure de vos bras. Sentez leur poids.**
  Sentez-les se décontracter et peser sur le lit.

- **Sentez votre bassin et votre ventre. Sentez leur poids.
Sentez-les se décontracter et peser sur le lit.**

- **Sentez votre dos. Sentez son poids.
Sentez-le se décontracter et peser sur le lit.**

- **Sentez votre poitrine. Sentez son poids.
Sentez-la se décontracter et peser sur le lit.**

- **Sentez vos épaules. Sentez leur poids.
Sentez-les se décontracter et peser sur le lit.**

- **Sentez votre cou, devant et derrière. Sentez son poids.
Sentez-le se décontracter et peser sur le lit.**

- **Sentez votre crâne. Sentez son poids.
Sentez-le se décontracter et peser sur le lit.**

- **Sentez votre bouche. Sentez la tension dans votre bouche.
Sentez la tension de votre bouche glisser à l'intérieur du lit.**

- **Sentez vos yeux. Sentez la tension dans vos globes oculaires.
Sentez la tension de vos globes oculaires glisser à l'intérieur du lit.**

- **Sentez votre visage. Sentez la tension dans votre visage.
Sentez la tension dans votre visage glisser à l'intérieur du lit.**

- **Passez en revue toutes les parties de votre corps.
Si vous sentez que l'une d'elles est tendue,
sentez-la se décontracter et peser sur le lit.**

La relaxation progressive de Jacobson

Cette méthode a été créée par Edmond Jacobson dans les années 1930. Il considérait, comme Schultz, que « tout stress s'accompagne de contractions musculaires ». Le relâchement musculaire entraîne la détente mentale. Au fur et à mesure de l'apprentissage, on devient capable, en éliminant les tensions musculaires, de faire face au stress naissant dans des situations difficiles. Cette technique utilise la tension musculaire puis le relâchement. On contracte des muscles puis on relâche en portant son attention sur les nouvelles sensations et sur les changements opérés.

⟶ Il s'agit en fait de créer une tension afin de mieux ressentir la détente. Cette prise de conscience s'effectue méthodiquement et progressivement sur toutes les parties du corps. Elle consiste à contracter et relâcher les muscles, en commençant par les orteils jusqu'au visage.

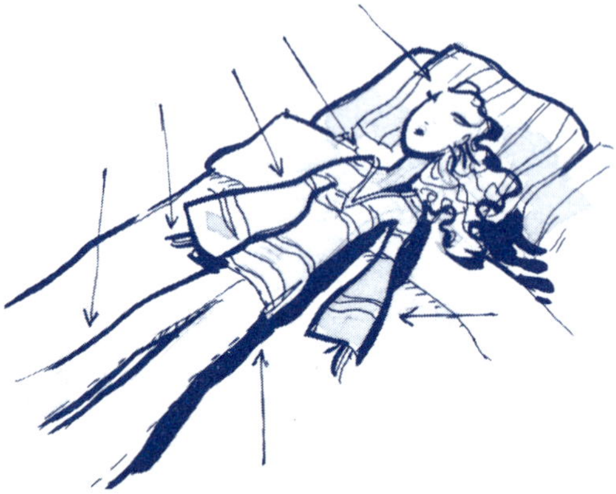

⟶ Contractez les muscles entre 10 et 20 secondes. Vous apprenez à sentir vos muscles lorsqu'ils sont contractés et lorsqu'ils sont dans un état de relaxation. Ainsi, à tout moment de la vie quotidienne, vous avez conscience de la moindre tension musculaire liée à un trouble affectif ou émotionnel. On apprend de la sorte progressivement à détendre les muscles concernés.

⟶ Une répercussion positive se fait aussitôt sentir sur le mental. En effet, à la moindre contrariété ou émotion, au moindre choc, notre corps se tend, ici ou là. Travailler la détente musculaire, c'est ainsi engendrer une détente psychique.

La cohérence cardiaque

Encore peu répandue en France, la méthode de la cohérence cardiaque reste pour l'instant confinée à la sphère médicale. Cependant, grâce au concours de David Servan-Schreiber qui l'a présentée dans son dernier livre, le grand public devrait enfin avoir accès à cette méthode, appliquée notamment à la gestion du stress.

⇢ La méthode pour retrouver sa cohérence cardiaque est à la fois simple et rapide. Elle est constituée de quatre étapes :

❶ Identifiez en vous les « symptômes du stress », comme l'agacement, des tics, une certaine nervosité, un dialogue intérieur conflictuel...

❷ Sollicitez le cœur, en focalisant votre attention sur la zone qui l'entoure ou, pour vous aider, en posant la main sur le cœur.

❸ Respirez « par » le cœur, en adoptant un rythme de respiration régulier et en imaginant que votre cœur se gonfle à l'inspiration et se dégonfle à l'expiration.

❹ Évoquez un souvenir positif, qui éveille en vous une émotion agréable et forte (un « élan du cœur ») et revivez-le le plus intensément possible en imagination.

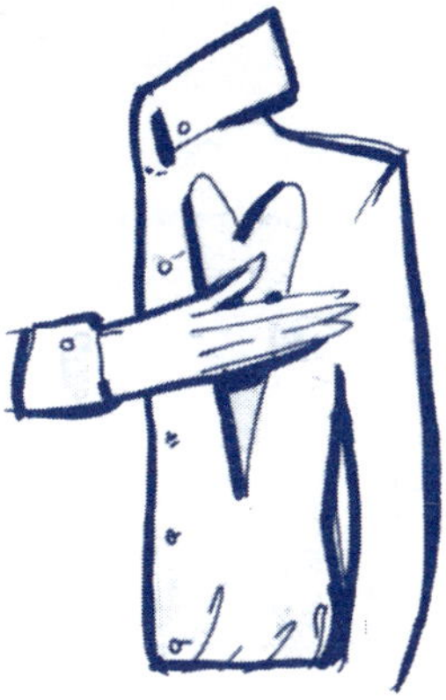

⇢ Ces simples étapes permettent de générer une variabilité du rythme cardiaque cohérente, utilisable ensuite pour modifier notre manière de réagir à une situation ou à un événement stressants. Cette technique simple donne d'excellents résultats et nécessite un entraînement régulier afin d'en tirer un maximum de bénéfices et d'y recourir de manière spontanée.

À LIRE :
Guide de relaxation pour ceux qui n'ont pas le temps de Henri Brunel, Seuil, 2001.

Quid de la sieste ?

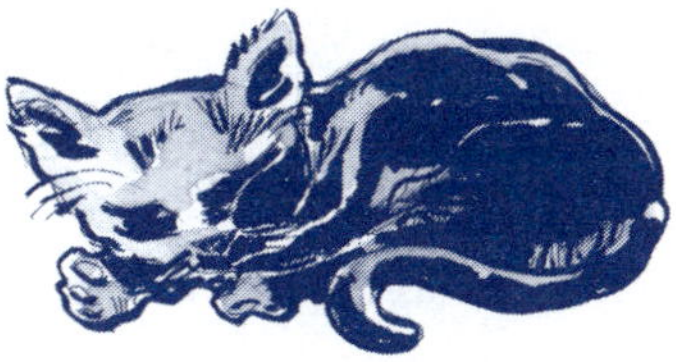

« Le sommeil diurne est comme le péché de la chair : plus on en a eu, plus on le voudrait. » UMBERTO ECO

La sieste répond à un signal de notre horloge biologique et à un besoin physiologique naturel, quelle que soit la latitude. Ce coup de pompe est universel. Après une phase matinale d'activité, une baisse globale de nos capacités physiques et intellectuelles intervient vers 13 heures et s'achève aux alentours de 17 heures, moment où l'organisme connaît un regain de forme. En cédant à l'appel de Morphée en début d'après-midi, on aide donc le corps à se régénérer. Des études réalisées dans le cadre professionnel par des spécialistes du sommeil ont montré que la sieste abaisse le taux des hormones du stress et aide à la récupération musculaire. Elle permet également aux réseaux des neurones de se restructurer pour la fin de la journée et améliore la mémoire.

Pourtant, en France, si on admet qu'elle est indispensable pour les enfants et si on la tolère chez les personnes âgées, elle est bannie du monde du travail, ce qui n'est pas le cas au Japon ou en Chine par exemple. Mais il existe quelques règles à connaître pour ne pas perturber votre rythme et provoquer des insomnies. Ainsi, évitez en général de vous accorder une sieste en journée, exception faite d'une sieste minutée ne dépassant pas 20 minutes. L'idéal est de s'accorder une sieste de plus de 10 minutes et de moins de 30 minutes (après, on commence un vrai cycle de sommeil et c'est parti pour 1 h 30, ce qui perturbe le rythme circadien).

Même une sieste de courte durée peut diminuer sensiblement l'envie de dormir, ce qui risque d'engendrer des difficultés d'endormissement et des insomnies. Si vous ne pouvez pas vous en passer, arrangez-vous pour qu'elle ait lieu avant 15 heures. Il est tout aussi néfaste de s'assoupir – ne serait-ce que quelques minutes – le soir devant la télévision.

Faites des pauses

Faites des pauses de 5 minutes chaque fois que la fatigue ou un coup de pompe se fait sentir. Le simple fait de fermer les yeux et de laisser divaguer la pensée produit une régénération instantanée.

La sieste réparatrice selon le « somnologue » Éric Mullens [20]

- **MOMENT** : entre 13 et 15 heures.
- **DURÉE** : selon son biorythme et son agenda, la sieste flash (de 2 à 5 minutes), la relax (de 10 à 20 minutes) ou la royale (1 h 30 au minimum, soit le temps d'un cycle).
- **LIEU** : au bureau, dans sa voiture, dans l'avion, dans une salle d'attente, chez soi (réservé aux solos !).

- **RITUEL AU BUREAU :** éteindre la lumière, décrocher le téléphone ou passer sur messagerie, le cas échéant baisser le store.
- **POSITION :** difficile en général de s'allonger au bureau... Assis, adopter la position du cocher de fiacre (tête baissée, jambes allongées, bras accoudés).
- **RESPIRATION :** fermer les yeux, inspirer et expirer lentement cinq à dix fois. Laisser venir les bâillements.
- **DÉCONTRACTION ET VISUALISATION :** décontracter chaque muscle des pieds à la tête. Se visualiser heureux et détendu dans un paysage apaisant.
- **RÉVEIL :** respirer profondément. S'étirer. Et enfin ouvrir les yeux.

Les précautions d'emploi de la sieste

La sieste est un « traitement à prendre au sérieux ».

Facteur qui favorise la sieste

La relaxation (yoga, musique calme...).

Facteurs qui majorent le besoin de sieste

Les dyssomnies (syndrome d'apnées du sommeil, mouvements périodiques nocturnes, narcolepsie, hypersomnie, dépression...), l'alcool, les sédatifs et les médicaments signalés par un logo de risque de somnolence.

Facteurs qui contrarient la sieste

Stress, excitation, stimulants... L'absorption de caféine 4 à 5 heures avant de dormir peut provoquer une difficulté pour s'endormir.

Grossesse et allaitement

Respecter la sieste notamment en fin de grossesse. Après l'accouchement, préférer une sieste aux visites du début d'après-midi.

Effets indésirables

Inertie du réveil, confusion du réveil. Cette difficulté pour sortir du sommeil, notamment à la suite d'une longue sieste, résulte d'un réveil à partir d'une phase de sommeil lent profond. Elle laisse une sensation pénible et désagréable. Quelques mouvements de gymnastique peuvent favoriser le retour à la vigilance.

···> Surdosage

Difficulté d'endormissement et insomnie la nuit suivante.

···> La micro-sieste (ou sieste flash)

Bruno Comby est LE spécialiste de la micro-sieste. De fait, la sieste flash, en mettant à profit des périodes de temps brèves, habituellement inutilisées, permet de récupérer toute son énergie : « La micro-sieste est une sieste courte, d'une durée inférieure à 5 minutes. Elle se pratique par exemple juste avant un rendez-vous pour récupérer d'une nuit trop courte, ou dans les transports pour se remettre en forme sans perdre de temps : dans l'avion, dans le train, dans le taxi, dans le bus, ou même dans le métro.

La micro-sieste peut se pratiquer :

- allongé,
- assis,
- ou même debout (fermez les yeux et décontractez autant que possible au niveau du cou, du visage et de l'ensemble du corps tout en maintenant la position debout). »

Napoléon et Léonard de Vinci en étaient des adeptes. Aujourd'hui, Jacques Chirac (qui a préfacé le livre de Bruno Comby[21]) ou encore Jacques Attali sont de fervents pratiquants de ces mini-épisodes de repos. La pratique régulière de la sieste flash leur a permis de supprimer un ou deux cycles de sommeil durant leurs nuits.

OÙ S'INITIER À LA SIESTE FLASH ?

- **Institut Bruno Comby (IBC).**

55, rue Victor-Hugo, 78800 Houilles. Tél. 01 30 86 00 33. **www.comby.org**

OÙ PRATIQUER LA SIESTE CHIC ?

- Sieste sur rendez-vous sous la « bulle relaxante » **Kenzo :**

énorme oreiller, couverture douillette et musique zen. 15 euros les 30 minutes.
1, rue du Pont-Neuf, 75001 Paris. Tél. 01 73 04 20 04.

- Un break d'une heure dans une cabine baptisée « sommeil intense », sur un tatami chaud.

25 euros l'heure. Le Amak. 45, avenue George-V, 75008 Paris. Tél. 01 40 73 40 73.

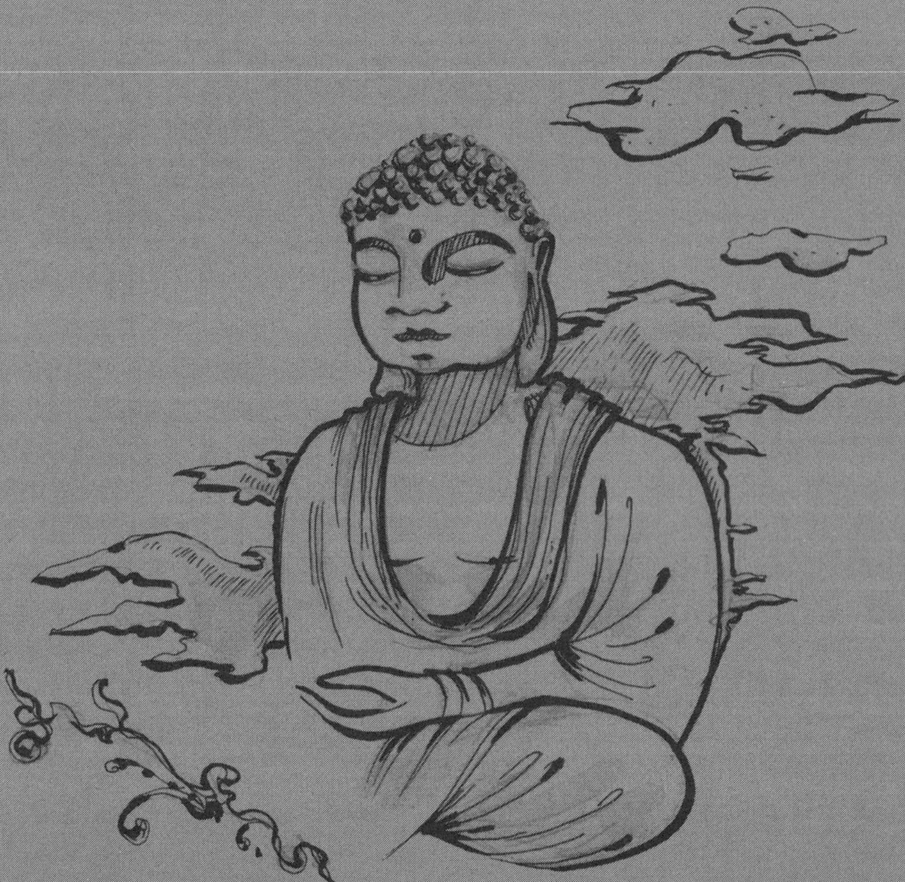

RETROUVEZ UNE HYGIÈNE DE SOMMEIL

Aussi curieux que cela puisse paraître, on peut s'entraîner à bien dormir ! Il existe en effet une hygiène du sommeil qu'il suffit de connaître et de suivre pas à pas. L'entraînement ne fait pas le champion, il fait en tout cas le participant... Un certain nombre de règles d'or existent, elles sont intangibles et valables quels que soient notre stress et nos soucis de sommeil. Si elles ne sont pas respectées, une chose est sûre : aucun somnifère ou hypnotique chimique – qui ne s'attaquent qu'aux symptômes – ne régleront notre problème. Un peu de douceur avec soi-même, que diable !

L'hygiène du sommeil est un élément primordial de toute thérapie non médicamenteuse. Il s'agit en effet de maîtriser tous les facteurs susceptibles d'influer sur le sommeil pour ne pas entraver l'effet d'autres formes de thérapie. Ces règles s'avèrent particulièrement efficaces en cas de troubles du sommeil récents et peu prononcés. Pour ce faire, les personnes souffrant de ces troubles doivent procéder à un examen critique de leurs habitudes et mettre en œuvre les changements qui s'imposent.

Dix conseils en or

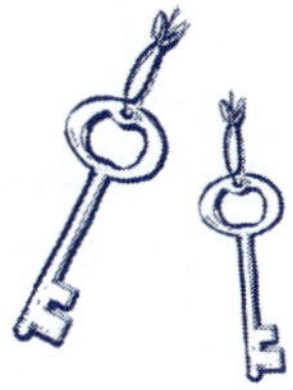

En matière de sommeil, les règles et les « il faut » sont à bannir. Néanmoins, il est utile de connaître quelques conseils de bon sens. À vous de découvrir celui ou ceux qui vont vous aider personnellement.

En ajoutant un ou plusieurs de ces conseils à vos habitudes régulières, vous remarquerez que votre sommeil s'améliore petit à petit. Permettez-vous de faire d'abord des essais pour en vérifier l'efficacité. Retenez les conseils qui vous conviennent. Comme chaque personne est constituée différemment, les besoins sont aussi individuels. Plus on s'observe, plus on découvre des moyens pour favoriser un meilleur repos. Que ce soit le jour par les détentes périodiques ou la nuit par un sommeil adapté à notre rythme personnel (couche-tôt ou couche-tard), nous pouvons devenir très créatifs dans nos habitudes de sommeil.

Pour entrer dans le monde du sommeil, il faut fermer la porte de la journée... Au cours de la journée, vous accumulez les problèmes et les tensions du boulot et toutes sortes de préoccupations.

❶ Rétablissez une cérémonie du sommeil

Développez un rituel avant d'aller au lit. Prévoir une série d'actions systématiquement exécutées dans le même ordre (par exemple contrôler si la porte est verrouillée, éteindre la lumière dans les autres pièces, se déshabiller, baisser le chauffage, se brosser les dents, etc.) peut contribuer à préparer votre corps au sommeil.

Le rituel vous conditionne à la relaxation et au coucher. Il devient associé dans votre esprit à la fin des activités et il facilite la baisse du niveau d'activation. Développez une « routine » de sommeil en établissant un schéma d'activités rituelles pour la demi-heure précédant l'horaire du coucher souhaité. D'ailleurs, sans en être totalement conscients, la plupart d'entre nous ont un programme bien établi avant d'aller se coucher. On ralentit petit à petit... Faites comme pour les enfants, qui ont besoin de tout un cérémonial du coucher pour être rassurés et affronter la nuit : lavage de dents, bisous, histoire, verre d'eau, dernier bisou, petite musique, la lumière de l'entrée... Créer son propre rituel (tisane, quelques pages de lecture, aération de la chambre, brossage des dents, crème de nuit...) est idéal pour se préparer psychologiquement au coucher ! C'est une façon d'envoyer un doux ordre subliminal...

Réfléchissez et notez ici les gestes de votre rituel. Vous pourrez l'améliorer en cherchant un enchaînement qui vous conduira au sommeil.

❷ Ne vous écartez pas de votre rythme personnel « veille-sommeil »

Il est important d'observer les premiers signaux de sommeil (bâillements, clignements des yeux, paupières lourdes, yeux qui piquent) et surtout de ne pas anticiper sur leur venue.

Attention : si l'on tarde, l'envie de dormir passe au bout d'une quinzaine de minutes et ne revient que 1 à 2 heures plus tard.

Si vous êtes « du soir », inutile de chercher à vous coucher avec les poules car vous aurez du mal à vous endormir et, de même, ne cherchez pas à vous lever dès potron-minet. Si vous êtes du matin, ne veillez qu'exceptionnellement.

Rien de pire que de se coucher à des horaires irréguliers. Évitez d'avoir des heures de coucher et de lever trop variables. Des horaires fixes sont nécessaires à une bonne régulation de nos biorythmes. Le plus important est de se lever à heure régulière (à une demi-heure près) et ce, 7 jours sur 7. La fête entre amis jusqu'à 3 heures du matin et la grasse matinée le lendemain jusqu'à midi doivent rester un extra sous peine de dérégler votre fragile horloge interne ! Sans compter que cela ne favorise pas un réveil du « bon pied » !

Un réveil à heure régulière semblerait avoir un bon effet synchroniseur sur le rythme veille-sommeil. Établir une routine d'heure de coucher et tenter de se lever approximativement à la même heure tous les jours peut aider.

Vous commencez à bâiller et à avoir les yeux qui picotent à 22 heures ? Si vous vous couchez à ce moment-là, pas de problème : vous vous endormez du sommeil du bienheureux. En revanche, si vous résistez à l'envie de dormir, vous observerez que vers 22 h 30 vous êtes en pleine forme et que l'envie de dormir a complètement disparu. Et si vous vous couchez à ce moment-là, vous aurez des difficultés à entrer dans le sommeil. Comme pour le réveil, il est alors préférable d'attendre un nouveau cycle et une nouvelle envie de dormir.

Il est préférable de se lever tôt, notre organisme est programmé pour. La lumière du soleil structure notre horloge biologique. Sans compter que les grasses matinées dérèglent l'organisme et, paradoxalement, fatiguent plus qu'elles ne reposent.

Respectez le rythme des saisons (car nous avons tendance à suivre les mouvements du soleil) en vous couchant un peu plus tôt l'hiver et un peu plus tard l'été. Les changements artificiels d'heure qui nous sont imposés ne sont pas bons pour notre santé. Le passage à l'heure d'été est toujours plus mal supporté que le passage à l'heure d'hiver, surtout pour les sujets du soir (21 % des adultes se disent gênés contre 8 % dans l'autre sens). L'heure d'été perturbe tous les ans le rythme biologique des enfants et des personnes âgées et présente des inconvénients pour de nombreuses professions (agriculteurs, métiers de plein air...).

Association contre l'heure d'été (ACHE).
14, avenue de Saint-Germain, 78160 Marly-le-Roi. Tél. 01 39 58 70 72.
E-mail : **heure_doc@yahoo.fr. www.heure-ete.freeservers.com**

❸ Bougez !

Assis face à leur ordinateur, dans un métro, dans leur voiture, les hommes et les femmes d'aujourd'hui sont de moins en moins actifs... Remettez-vous à l'exercice physique, suez, perdez haleine au moins trois fois par semaine... Pour maintenir votre état cardio-vasculaire en bonne forme, trois fois 20 minutes de gymnastique par semaine, sans forcer, suffisent. Sans compter que le sport et l'activité physique intense (jamais avant de se coucher !) permettent au corps d'évacuer les toxines et les hormones causées par le stress. Trouvez une activité (que vous pratiquerez de préférence en plein air pour vous remplir d'oxygène !) dans laquelle vous aurez du plaisir et allez-y, amusez-vous ! Le plaisir favorise la production d'endorphines qui sont de formidables calmants naturels.

La fatigue est aussi souvent liée à une vie trop sédentaire et confinée. À votre ordinateur, préférez une grande promenade en plein air ou pratiquez raisonnablement

Êtes-vous du soir ou du matin ?

Vous êtes plutôt du matin (couche-tôt, lève-tôt) si :

- **Vous vous levez spontanément tôt (même après un coucher tardif, même sans réveil).**
- **Vous êtes tout de suite frais et dispos au réveil.**
- **En vacances, vous n'êtes jamais réveillé au-delà de 8 heures.**
- **Dans un groupe, vous êtes toujours le premier levé.**
- **Vous vous levez à peu près à la même heure la semaine et le week-end.**
- **Vous lever à 5 heures du matin pour terminer quelque chose ne vous rebute pas.**

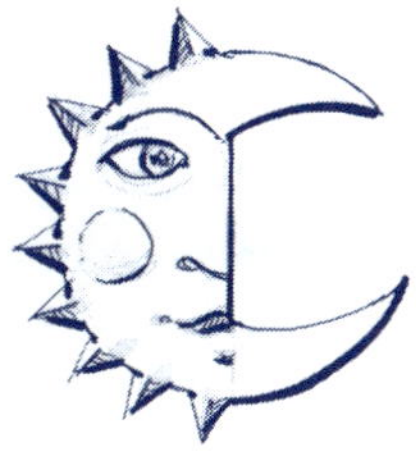

Vous êtes plutôt du soir (couche-tard, lève-tard) si :

- **Le lever est toujours difficile et vous restez embrumé pendant 1 à 2 heures après le lever.**
- **Personne n'ose vous adresser la parole le matin !**
- **Vous n'avez pas faim au réveil, vous avez froid.**
- **En vacances, vos horaires de sommeil sont franchement décalés (vous vous couchez plus tard et vous vous levez plus tard).**
- **Dans un groupe, vous faites le plus souvent partie des derniers levés.**
- **Si vous devez vous lever très tôt, vous préférerez, éventuellement, ne pas vous coucher du tout.**

Il existe un test classique pour savoir si vous êtes du soir ou du matin. Il s'agit du questionnaire de typologie circadienne (soir-matin) de Horne et Ostberg.

VOUS POUVEZ LE TROUVER SUR LA TOILE, NOTAMMENT SUR LES SITES :
neurobranches.chez-alice.fr/echelles/horne.htm ou encore sur :
morphee.over-blog.com/article-214047.html

1/4 des gens seraient du soir, 1/4 du matin et la moitié restante n'aurait pas de prédilection ; ce serait une donnée généralement irréversible.

votre sport préféré. L'exercice physique régulier améliore la quantité du sommeil profond. Évitez ascenseurs et escalators pour monter tranquillement les escaliers. Selon le site Internet www.passeportsanté.net/, les personnes qui font régulièrement de l'exercice, même de façon modérée, dormiraient mieux que les autres. Une étude contrôlée de l'université de Stanford (Californie) a démontré que des adultes âgés de 50 à 76 ans souffrant d'insomnie modérée pouvaient améliorer la qualité de leur sommeil en pratiquant régulièrement des exercices d'intensité moyenne. Les sujets actifs s'endormaient deux fois plus vite et dormaient une heure de plus par nuit que les sujets sédentaires !

L'exercice physique n'est pas forcément synonyme de sport. Vous pouvez, par exemple, sur votre trajet de transport en commun, descendre quelques stations plus tôt pour marcher entre 30 et 45 minutes. Suer, ça fait du bien ! De même, la redécouverte de la nature et le grand air sont les meilleurs ennemis du stress. Pour « décompresser », rien ne vaut une randonnée sur les sentiers de montagne, une promenade en forêt ou à la campagne. Évitez les endroits fréquentés par la grande foule des week-ends ou des vacanciers. Redécouvrez les plaisirs de la promenade en solitaire, le calme, le caractère paisible de la nature, apprenez à observer les sentiers forestiers, les plantes, les différentes essences d'arbres, à fermer les yeux et à ressentir la brise. De façon plus générale, à vous sentir en harmonie avec la nature.

→ Attention, plus d'activité physique à partir de 17 heures (en raison de sa nature stimulante et de l'augmentation de la température corporelle que cela provoque).

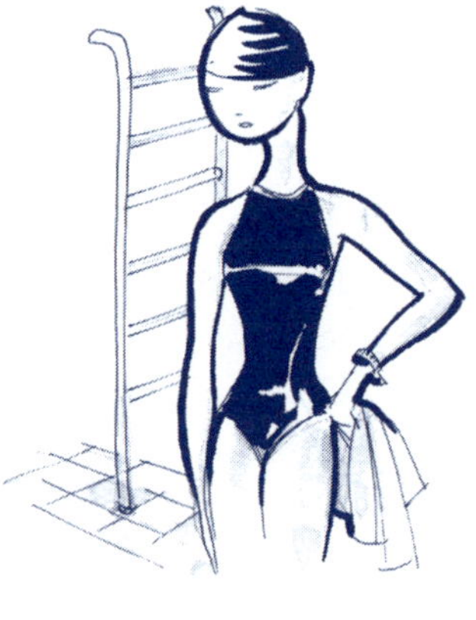

Si vous n'aimez pas, ou peu, le sport mais êtes tout de même décidé à faire un effort, choisissez de préférence une activité qui fait travailler tout le corps, comme la natation, la marche,la course à pied (pas trop rapide).

❹ Faites attention au repas du soir

(voir les conseils du nutritionniste p. 192)

Dînez le plus tôt possible (dans l'idéal, 2 heures avant le coucher). Prendre un repas copieux juste avant de se coucher ne favorise pas le sommeil. Un repas riche en glucides, contenant de faibles quantités de protéines et de gras, faciliterait le sommeil en stimulant la production de mélatonine et de sérotonine, deux médiateurs chimiques qui agissent sur les centres nerveux. Certains suggèrent même de consommer une collation faite de sucres et de féculents avant de se mettre au lit.

Dans les quelques heures qui précèdent le coucher, évitez de consommer des excitants tels le café, le thé, le chocolat, la nicotine ou les colas. De façon générale, on recommande de ne pas prendre plus de deux ou trois tasses de café par jour. Certaines personnes plus sensibles à la caféine ne pourront toutefois pas fermer l'œil de la nuit, même si elles ne boivent qu'un seul café plusieurs heures avant de se mettre au lit.

Pour l'alcool, attendez un certain temps, calculé sur la base d'une heure par verre, avant d'aller vous coucher.

❺ Détendez-vous avant de vous coucher

L'atmosphère qui précède le coucher conditionne largement le sommeil. Il faut privilégier des activités calmes : une marche au grand air, quelques postures de yoga, un peu de lecture ou de relaxation, etc. La détente du corps et de l'esprit facilite le glissement dans les bras de Morphée. Aussi, une musique apaisante (certains enregistrements sont spécialement conçus pour vous détendre avec, par exemple, le bruit apaisant du flux et du reflux des vagues), une lecture récréative et inspirante (et non un roman haletant que l'on aura du mal à quitter), des images réjouissantes valent mieux qu'un bulletin d'information, une feuille d'impôts à remplir ou un film violent.

« Lire, sommeiller, marcher, ne penser à rien, laisser les lumières du ciel pâlir sur la tapisserie des murs. » CHRISTIAN BOBIN

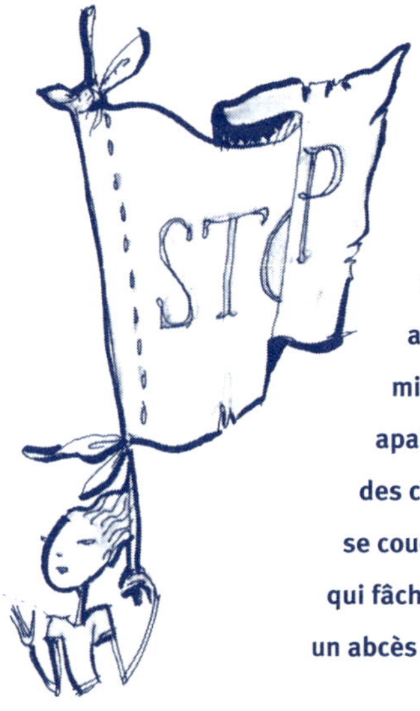

Couvre-feu pour les conflits !

Contrairement à ce que disait Jean de La Fontaine : « La dispute est d'un grand secours. Sans elle, on dormirait toujours », il faut éviter impérativement de se disputer avant d'éteindre la lumière. S'il y a un conflit avec vos proches, mieux vaut le régler et terminer la discussion par des paroles apaisantes avant d'aller vous coucher. L'une des règles d'or des couples – et de la vie familiale en général ! – est de ne jamais se coucher fâchés. Évitez également les conversations qui fâchent... Choisissez un autre moment si vous avez un abcès à percer avec votre conjoint(e)...

→ Avec vos proches, déterminez une heure de couvre-feu où il n'est plus temps de parler des problèmes, de ce qui va mal et de solutions à trouver ou encore de demander des services. Il faut bien finir par remettre ce qui est important au lendemain pour pouvoir dormir...

Évitez impérativement, à la télévision, les films d'horreur ou les films violents, de même que ceux qui sont déprimants. Choisissez bien vos programmes du soir et écartez ceux qui risquent d'éveiller des émotions fortes. Une soirée sans télé est infiniment plus relaxante !

Pas de quartier non plus pour les jeux électroniques sur PlayStation, Nintendo, Sega... ou sur l'ordinateur. Il convient de fuir les émissions de télévision énervantes et les jeux vidéo qui empêchent de se relaxer.

❻ N'utilisez pas votre lit pour autre chose que pour dormir (et pour les câlins)

Ne regardez pas la télévision, ne mangez pas ou ne vous tracassez pas dans votre lit. Le signal doit être clair : lit = sommeil.

Limitez le temps passé au lit ! De trop longs moments passés au lit sans dormir fragmentent et allègent le sommeil. Suivez le judicieux conseil de nos amis anglais, pour qui la chambre idéale se résume à deux maîtres mots : *sleep and sex.* « Un beau corps de femme est la meilleure lampe de chevet. Dormir à deux rend la nuit moins opaque », écrivait Malcolm de Chazal...

Sachez que, dans la mesure où vous en éprouvez le désir, faire l'amour au coucher est l'un des moyens les plus agréables pour passer une excellente nuit. L'amour est un admirable remède contre l'insomnie. D'abord, il fatigue et donne envie de dormir... Mais surtout, le plaisir sexuel libère des endorphines, substances sécrétées par le cerveau et proches de la morphine, dont l'effet est de provoquer un état de relaxation favorable à l'endormissement. Une sorte de drogue naturelle... Les relations sexuelles semblent avoir un effet soporifique. Chez l'homme, le sommeil survient souvent brutalement après l'acte, chez la femme plus doucement. Mais pour l'un comme l'autre, le sommeil après l'amour est de bonne qualité et il joue un rôle réparateur. Pour passer d'une volupté à l'autre...

> « *L'amour ne se manifeste pas par le désir de faire l'amour (ce désir s'applique à une innombrable multitude de femmes) mais par le désir du sommeil partagé (ce désir ne concerne qu'une seule femme).* » **Milan Kundera**

❼ Ne traînez pas au lit sans dormir

Ne restez pas au lit si le sommeil ne vient pas. Rien de pire que de se retourner inlassablement dans son lit en se faisant du mauvais sang parce que le sommeil tarde à venir. Si vous êtes incapable de vous endormir ou de vous rendormir au bout d'une demi-heure, levez-vous et allez dans une autre pièce. Faites cela aussi souvent que nécessaire. En attendant, ayez une activité calme (ma mère fait des mots croisés : elle a tort) comme de boire une tisane, de lire un chapitre du poétique Christian Bobin, de savourer le chant de Novalis, *Hymnes à la nuit* – « ... Le matin doit-il toujours revenir ? la puissance du Terrestre ne prend-elle jamais fin ?... » –, ou de relire pour la énième fois *L'Espace des sommeils* de Robert Desnos et attendez la prochaine barque du sommeil...

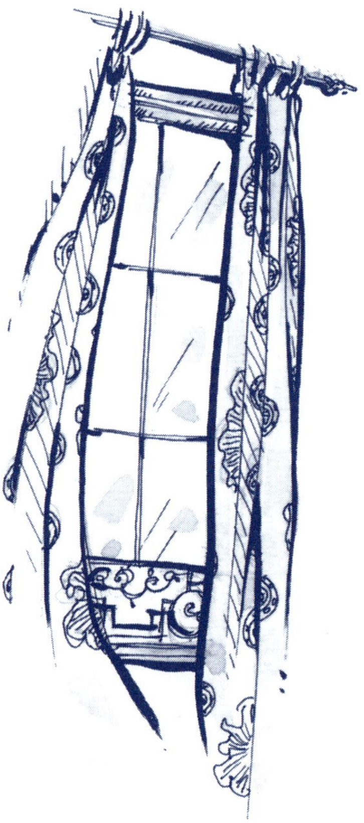

Gardez-vous de vous endormir en dehors de votre lit (par exemple, sur le canapé du salon devant la télévision). Il vous faudra changer de place au milieu de la nuit, ce qui perturbera un cycle...

Évitez de regarder l'heure la nuit

Prendre conscience de l'heure déclenche directement des réactions mentales (« 3 heures du matin, encore une nuit ratée ! ») et physiques (tension, excitation) et nous fait perdre notre sérénité par rapport au sommeil. Le mieux est de tourner le réveil de façon à ne pas voir l'heure.

Levez-vous plus tôt

Les spécialistes de l'insomnie conseillent de se lever 30 à 60 minutes avant l'heure du réveil habituel. Cela crée ainsi une « dette de sommeil » que l'organisme cherchera à récupérer dès le soir même... (Voir à ce sujet les conseils du comportementaliste, p. 206.)

❽ Aménagez un environnement qui favorise le sommeil

(voir « La chambre idéale », p. 128-158)

En ville, on peut se munir de rideaux ou de stores qui coupent toute source de lumière extérieure, fût-elle ténue (celle des lampadaires, par exemple). On croit souvent que les paupières sont une barrière efficace contre la lumière, mais rien n'est plus faux. Certaines personnes hypersensibles peuvent être incommodées plus qu'elles ne l'imaginent, même par un mince filet de lumière s'insinuant de l'arrière d'un rideau léger ou mal fermé.

La baisse d'intensité lumineuse déclenche la production de la mélatonine, une hormone cérébrale qui favorise le sommeil.

Si vous devez vous lever la nuit, prenez garde aux éclairages trop violents, qui perturbent le processus naturel d'endormissement. Privilégiez les sources de lumière douce et tamisée.

Au besoin, on peut atténuer les bruits environnants en aménageant les chambres à coucher dans les pièces les plus silencieuses de la maison, en insonorisant murs, plafonds et planchers. Plus simplement, on peut aussi avoir recours à des boules Quies.

❾ Trouvez la bonne température interne

Quand il se programme pour dormir, l'organisme, à l'inverse, diminue sa température interne. Il vous faut donc aller en ce sens, et vous offrir plutôt un bain (ou une douche tiède, entre 34 °C et 37 °C au maximum) pour vous apaiser. Dans votre chambre, baissez également la température à 18 °C. Les chambres surchauffées sont des ennemis redoutables. Optez plutôt pour le corps au chaud sous la couette et le nez au frais... C'est tellement plus sain !

En revanche, dormez avec les pieds au chaud ! Des scientifiques viennent en effet de démontrer que réchauffer ses extrémités favorise la vasodilatation des petits vaisseaux, ce qui facilite l'endormissement. Réhabilitez les chaussettes au lit !

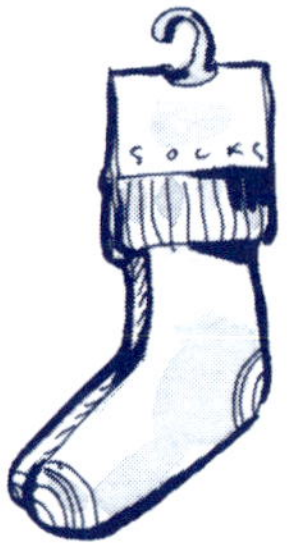

La température de notre corps est à son maximum vers 16 heures et à son minimum vers 4 heures du matin avec une différence d'environ 1 degré. La probabilité de sommeil est maximale quand notre température interne atteint son minimum.

⑩ Keep cool !

Les conditions psychologiques sont sans doute encore plus déterminantes. Pour pouvoir trouver le sommeil, il faut être le plus détendu, le plus serein possible. Toute activité intellectuelle intense, tout conflit, tout sujet de préoccupation est un obstacle à l'endormissement. Il faut libérer au maximum son esprit de tous les sujets de préoccupation qui ont émaillé la journée.

Oubliez vos problèmes !

Inutile d'amener votre patron, vos enfants et tous vos soucis dans votre lit. Il faut que vos préoccupations quotidiennes restent au seuil de votre chambre, qui doit demeurer un endroit calme. Chaque chose en son temps.

« *Là où loge le souci, le sommeil ne s'abat jamais.* » William Shakespeare

« *Nous devons dormir pour donner assez de place au rêve.* » Erik Orsenna

Mes petits trucs...

Mon truc imparable : le Post-it qui sauve

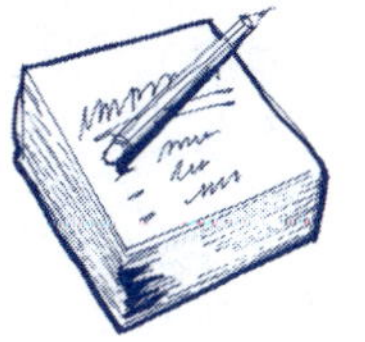

Le Post-it du soir a changé ma vie d'insomniaque. Et c'est autrement plus efficace qu'un comprimé de benzodiazépine qui anesthésie ! Ne pas dormir, oui. Mais ne pas passer la nuit avec les soucis du jour ! Avant de vous coucher, notez sur un Post-it toutes les choses que vous avez à faire le lendemain.

Les « il faut » :

- téléphoner à Jocelyne et aux impôts ;
- écrire à la mutuelle ;
- finir la note pour Georges ;
- photocopier la plaquette pour la réunion de demain ;
- acheter de l'engrais pour l'orchidée de Sacha, des graines pour le hamster, des piles pour le réveil...

Les « surtout ne pas oublier » :

- d'envoyer des fleurs à Maman pour sa fête ;
- de prévenir Benjamin que le dîner de mardi chez Charlotte est annulé ;
- de passer acheter de la poudre de tomate pour la recette de ce soir ;
- de chercher où j'ai pu perdre les notes de frais des deux jours à Cherbourg ;
- de demander à Martine les coordonnées de son rhumatologue...

N'en jetez plus ! Notre vie est envahie de listes !

Ces listes tournent en rond dans notre tête, nous donnent le vertige et nous empêchent de nous endormir. Avant d'aller au lit, je prends 5 minutes à mon petit bureau et je note tout ce qui a un rapport avec « demain », consciencieusement, sur un Post-it. Je suis alors enfin sûre que je ne risque pas d'oublier tous ces détails de première importance. Une fois que je les ai distanciés, je peux donc aller me coucher et me promener dans des pensées plus douces. Ouf !

···→ Si vous n'êtes pas dans une période débordant de travail mais dans une période débordant de soucis (« si je la croise par hasard, je lui dis ce que je pense de son attitude devant tout le monde... euh, non, si je la croise, je fais comme si je ne la voyais pas... euh non, si je la croise, je lui dis que l'on doit se voir pour parler... euh non... »), faites la même chose en les glissant sur une feuille !

···→ Vous avez un souci ? Posez une question à son sujet sur votre feuille. Laissez-la se reposer pour la nuit. Il sera toujours temps de la retrouver demain, et ne dit-on pas que la nuit porte conseil ? « Laisse passer une nuit entre l'injure et la vengeance », dit le proverbe.

Un rituel d'offrande : faites cadeau de votre journée

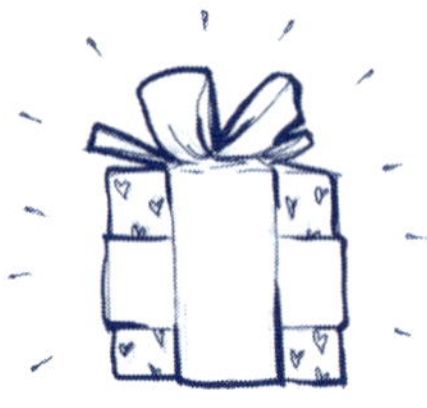

···→ Un vieil homme, un après-midi, m'avait donné un conseil pour m'endormir sans jeter ma journée dans l'oubli. Reprenez les jolis moments de partage de votre journée. Elle vous a semblé insipide, ingrate, vous n'en voyez aucun ? Souvenez-vous, vous avez acheté votre quotidien ce matin et vous avez souri à l'échange joyeux entre deux clients. Vous avez acheté des timbres et la buraliste vous a accueilli, comme chaque jour, avec un regard amical. Votre mère vous a appelé, comme elle le fait deux ou trois fois par semaine. Facile ? Rien ? Un dû ? Offrez en pensée, avant de vous endormir, le coup de téléphone maternel à l'une de vos amies qui a perdu la sienne. Offrez le sourire cueilli dans la rue à un proche hospitalisé qui ne peut pas sortir. Offrez le regard de la buraliste à cet ami qui voit tellement la vie en noir qu'il ne remarque plus les sourires qu'il croise.

···→ Depuis, chaque soir, je cherche – et je trouve ! – des moments reçus ou donnés que d'autres n'ont ni reçus ni donnés. Il me semble, avant de glisser dans l'inconscience du sommeil mérité, que je fais des cadeaux invisibles autour de moi. Par brassées. Je voudrais pouvoir en faire davantage encore. Je réalise ainsi que mes journées apparemment les plus « creuses » ont souvent été riches sans que j'en aie eu conscience. Une paix inonde mon cœur. Je peux fermer les yeux, mon mental se tait, j'ai rendez-vous ailleurs...

L'examen de conscience

→ Avant de m'endormir, lorsque j'en ai le courage – ou besoin ! – je fais cet exercice au nom atroce : l'examen de conscience. Cela ressemblait pour moi à une discipline moyen-âgeuse, jusqu'à ce qu'un prêtre orthodoxe me donne la clé de l'exercice : « Aujourd'hui, dans ta journée, qui as-tu aimé ? Avec qui as-tu manqué d'amour ? » Pour lui, toutes les questions, toutes les joies, les hauts comme les bas d'une journée se résument à ces deux seules interrogations. Je ne l'ai pas cru, mais j'ai joué le jeu tout de même. Je déroulais le labyrinthe sans queue ni tête des dernières heures et j'ai constaté qu'il avait raison. Tout, absolument tout peut se résumer à cela. Ai-je aimé aujourd'hui ? Assez ? Comment ? Cela n'aide pas à s'endormir, mais cela aide à s'endormir avec la seule question qui compte.

Trois règles avec lesquelles on ne doit pas transiger !

1. Se lever à heure fixe tous les matins, 7 jours sur 7.
   Il ne faut pas « récupérer » les heures d'insomnie au petit matin en retardant son lever.

2. Aucune autre activité que la sexualité et le sommeil n'est permise au lit (idéalement dans toute la chambre à coucher).

3. Ne pas rester éveillé au lit plus de 20 à 30 minutes.
   Si c'est le cas, il faut se lever, sortir de la chambre, faire une activité relaxante et retourner au lit lorsqu'on sent le sommeil nous gagner de nouveau.
   Le faire aussi souvent que nécessaire.

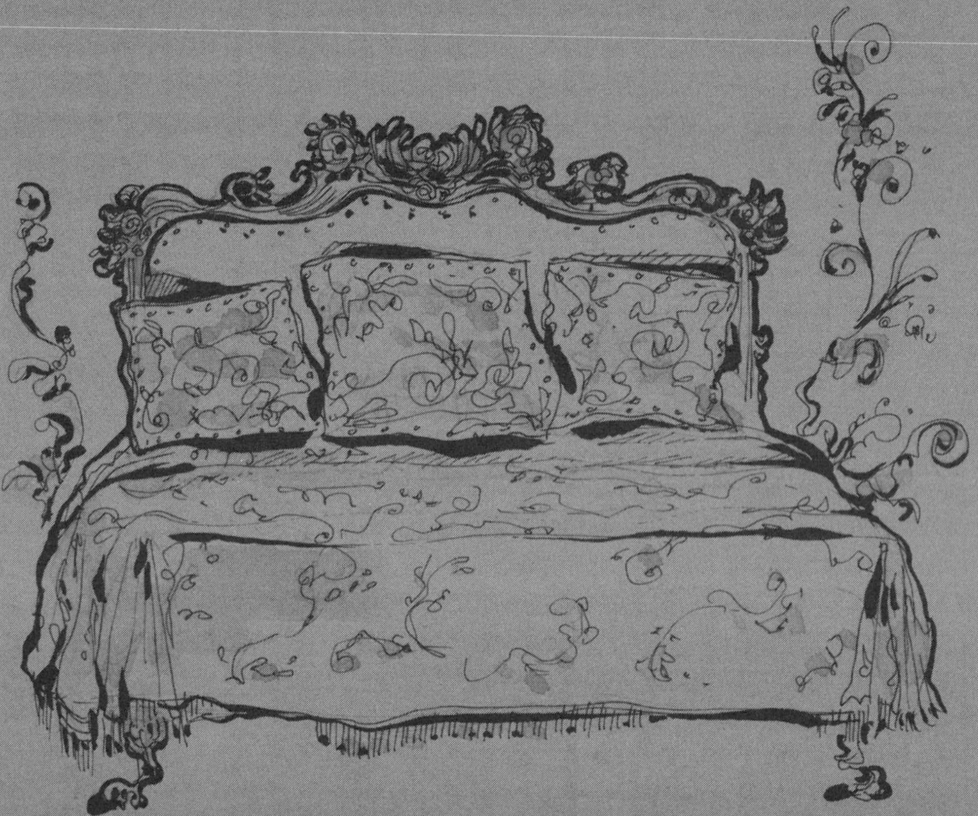

LA CHAMBRE IDÉALE

« Souffrant d'insomnie, j'échangerais un matelas de plumes contre un sommeil de plomb. » PIERRE DAC

On oublie trop souvent qu'un sommeil de qualité passe d'abord par une chambre de qualité et par un environnement adapté. Le simple fait de réagencer sa chambre avec un peu de bon sens peut entraîner d'importantes améliorations de la qualité du sommeil.

La chambre doit être un havre de paix où règne une atmosphère propice à un sommeil profond et relaxant. Elle doit être un lieu intime et isolé du monde extérieur. Tout ce qui s'y rapporte – température, coloris, matelas et emplacement du lit – revêt une importance primordiale si vous voulez dormir paisiblement.

Les moyens permettant d'améliorer la qualité de votre sommeil sont nombreux, mais la meilleure façon de procéder consiste à commencer par faire de cette pièce un lieu plus reposant. Tout doit être fait pour que ce soit LA pièce de la détente et du sommeil des bienheureux... Idéalement, vous devez l'aménager comme une cellule monastique...

ÉTYMOLOGIE

Le mot « chambre » vient du grec *kamara*, lui-même issu du mot latin *camera*, qui signifie « voûte » ou « plafond voûté ».

Boutez le monde extérieur hors de votre chambre !

Lumière tamisée

L'influence de la lumière sur notre horloge biologique est très importante. L'alternance lumière-obscurité est indispensable. Dans la journée, il faut s'exposer à la lumière et prendre le temps d'être dehors. Cela vaut pour tout le monde : aussi bien pour les enfants que pour ceux qui travaillent à la lumière artificielle ou pour les personnes âgées qui ne sortent pas assez.

En revanche, il est préférable de passer la soirée dans une lumière douce et de ne pas se trouver dans des pièces trop éclairées avant le coucher.

Ensuite, la plupart d'entre nous préfèrent dormir dans l'obscurité totale. Une chambre bien hermétique à la lumière est en effet, bien souvent, un excellent somnifère... On sait aujourd'hui qu'en s'exposant judicieusement à la lumière, on peut considérablement améliorer la qualité de son sommeil. En effet, la rétine agit sur l'épiphyse (glande pinéale) dans le cerveau. Cette dernière produit la mélatonine. Cette hormone du sommeil est sécrétée dans l'obscurité. À la lumière, la sécrétion s'arrête rapidement. Néanmoins, il ne faut surtout rien imposer : certains ne peuvent dormir que dans le noir absolu, tous volets fermés, alors que d'autres préfèrent être réveillés par la lumière du jour. C'est affaire de goût personnel.

Souvenez-vous toutefois que certains (principalement les enfants) ont un besoin impérieux de lumière, qui leur permet de combattre l'anxiété. Dans ce cas, respectez cette volonté, mais adoptez une source de lumière très diffuse (il existe des veilleuses pour les tout-petits, à brancher sur les prises).

Halte aux bruits !

La chambre doit être calme. Elle doit comporter des rideaux ou des volets qui filtrent à la fois la lumière et le bruit. Le bruit est le cinquième sujet d'inconfort environnemental. C'est un facteur de stress qui s'additionne à d'autres. Ne vous y habituez pas, c'est l'ennemi numéro 1 du sommeil ! Sachez qu'il empêche non seulement de s'endormir, mais qu'il augmente également la durée de la phase de sommeil léger. Si votre chambre donne sur une rue passante, optez pour des doubles vitrages ou pour des rideaux épais qui insonorisent la pièce.

Les perturbations du sommeil liées au bruit sont très variables selon les sujets et selon la nature des signaux qui parviennent au cerveau. Un bruit habituel, comme le ronronnement continu de la climatisation, pourra être bien toléré, alors qu'un son « saillant » (la moto qui passe dans la rue) provoquera une flambée d'activité cérébrale, des modifications de posture, voire l'éveil. Nous sommes aussi plus sensibles aux bruits à connotation désagréable (l'aboiement du chien que l'on ne supporte plus) ou alarmante (la sirène des pompiers), même si leur niveau sonore est faible. La nuit, les bruits résonnent... dans le silence ! Plus curieux, une personne habituée à dormir dans le bruit aura toutes les peines du monde à supporter le silence !...

À SAVOIR : la mémoire de la « dose de bruit » reçue pendant la journée augmente la sensibilité au bruit nocturne.

Exit les activités intellectuelles

Exit la télévision au pied du lit, l'ordinateur sur le petit bureau pour pouvoir regarder les e-mails avant de se coucher. À éviter aussi, la comptabilité, les copies à corriger, la grille de sudoku ou encore les dossiers du bureau potassés sous la couette. Si, par manque de place, vous avez dû installer le bureau dans la chambre, séparez-le de l'espace sommeil par un joli paravent.

Une table de chevet zen tu auras !

→ Sa fonction est de recevoir les effets susceptibles de répondre à vos besoins (une petite bouteille d'eau, un livre de poésie...), ce n'est pas le lieu où ranger tous vos médicaments ni une annexe du bureau. Vous vous garderez aussi d'y poser un téléphone portable (sans compter qu'ils émettent des ondes néfastes pour l'organisme) qui risque de vous réveiller à tout moment, tout comme un réveil au *tic-tac* trop bruyant ou trop lumineux (les rayons face au visage ne favorisent pas l'endormissement).

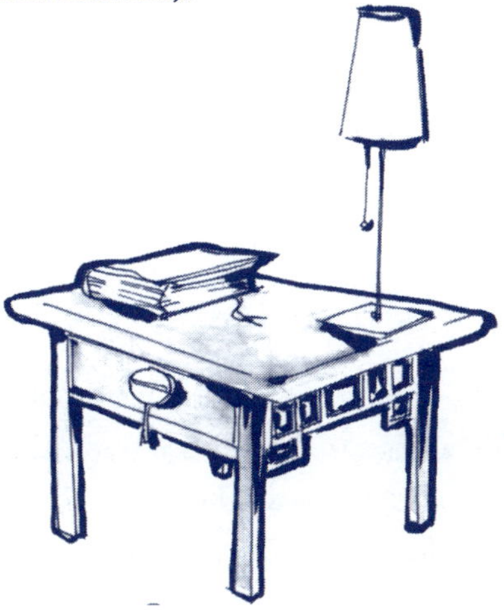

Tes voisins, tu respecteras !

→ Par respect pour votre voisine qui a peut-être, en ce moment, un sommeil capricieux, ou pour son fils, tendu car il a un contrôle demain, il y a quelques règles de savoir-vivre à respecter :

- Ne mettez pas en marche le lave-vaisselle avant de vous coucher s'il est bruyant.
- Ne tirez pas la chasse d'eau après 22 heures. Votre geste ira, de plus, droit au cœur de la planète ! Évitez aussi de marcher avec des talons aiguilles ou de laisser Charles faire du vélo dans le salon après le bain... Enfin, un bruit hélas familier, attention au son de la télévision. Toutes ces précautions améliorent l'humeur et la tranquillité de chacun.

Truc pour insonoriser les murs mitoyens

→ Vos voisins sont bruyants ? Mettez entre eux et votre sommeil un mur de bibliothèque. Les rayonnages de livres atténuent considérablement le bruit. Deux rangées valent mieux qu'une.

Quelle est la température adéquate ?

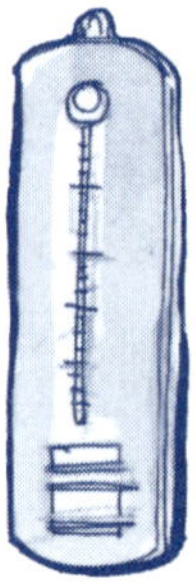

La chambre ne doit pas être surchauffée. Là encore, pas de règle : la température de la chambre doit être agréable pour vous. Idéalement, elle ne doit pas dépasser 18 °C (même en hiver). Si vous n'êtes pas trop frileux, choisissez une chambre la plus fraîche possible (entre 15 °C et 17 °C). Respirer un air sain est un préalable basique à un sommeil de qualité.

En maintenant une chambre fraîche, les échanges de chaleur entre le corps et l'air sont équilibrés. Cela permet à la température corporelle de rester stable, ce qui est particulièrement important la nuit car la régulation de la température corporelle est moins efficace lorsqu'on dort.

Cela permet également d'éviter nombre de transpirations nocturnes (on perd 250 à 400 grammes d'eau par nuit) qui sont si désagréables. Mais attention : s'il fait trop froid dans la pièce et que vous dégagez la couverture en bougeant dans votre sommeil, vos muscles pourraient se refroidir, ce qui peut vous réveiller.

L'oxygénation de la chambre est nécessaire : en effet, le cerveau – hyperactif durant les rêves – exige une surconsommation d'oxygène pendant le sommeil paradoxal. On a constaté que le sommeil était plus régénérateur dans une pièce fraîche que dans un lieu surchauffé.

Si vous vivez en couple et que vous n'avez pas la même notion de la température agréable, dans ce cas, je suggère que le plus insomniaque des deux l'emporte... Cette règle est pleine de candeur : mon père, gros dormeur devant l'Éternel, ferme le chauffage pour ses plantes... et ma mère, insomniaque depuis que je la connais, empile couche de pilou sur couche de pilou !

Si l'air est trop sec (en particulier si vous avez un chauffage central), installez un humidificateur d'air ou simplement un grand verre d'eau près des sources de chaleur.

Aérez !

→ Une humidité ambiante de 50 à 60 % est idéale. Aérez votre chambre tous les jours. Il vous faut de l'air frais et propre pour que votre respiration se déroule tranquillement. Vous pouvez aérer le matin pendant que vous prenez votre petit déjeuner et le soir, une heure avant de vous coucher. Ouvrez les fenêtres en grand pendant 10 minutes, c'est le temps moyen pour renouveler l'air d'une pièce.

→ En revanche, ne dormez pas la fenêtre ouverte pendant la nuit si vous habitez en ville. Vous seriez gêné par les variations de température et les bruits.

Les couleurs du repos...

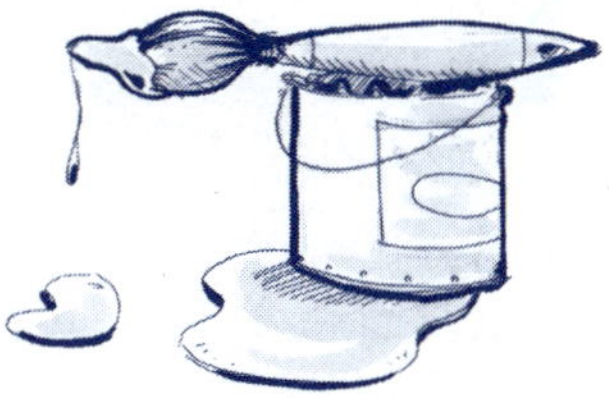

Notre corps est réceptif aux couleurs. La chromothérapie joue un rôle important dans les médecines traditionnelles de l'Inde, de la Chine et de la Grèce. Pourquoi ne pas s'inspirer de cette médecine vibratoire pour choisir des coloris appropriés à la chambre à coucher ? Les couleurs sont en effet considérées par certains comme des remèdes qui agissent sur le corps subtil de l'être humain là où d'autres remèdes échouent. Tapis, murs, couvre-lit, housse de couette, draps, rideaux, sols... Pensez à tout et jouez à faire des mélanges doux et harmonieux !

Le **noir** apaise la surexcitation. Il induit le sommeil en amenant l'organisme au repos. Cependant, à la longue, il peut présenter des effets déprimants, compte tenu du fait que, dans notre civilisation, il symbolise la mort, la tristesse et le deuil. Si vous êtes d'un tempérament « pile électrique », vous pouvez utiliser ses effets apaisants en petites touches, mais évitez de repeindre votre chambre à coucher entièrement en noir !

Le **bleu** serait une couleur relaxante induisant la détente physique et mentale. Il détend l'atmosphère. Réputée pour ses effets sédatifs, c'est la couleur idéale de la chambre. Le bleu foncé aurait même des effets sédatifs puissants qui favoriseraient un sommeil profond. Le bleu turquoise calme et repose après des efforts intellectuels.

À savoir ! Dès l'âge de 20 ans, le cristallin et l'humeur aqueuse de l'œil commencent progressivement à jaunir. On sait qu'à 60 ans, l'œil filtre plus ou moins 65 % des rayons bleus qui le traversent, créant ainsi une carence de cette bande de lumière visible. Pour cela, vous pouvez multiplier le contenu bleuté dans votre environnement.

Le **vert** apporte une énergie de sérénité et change les idées. C'est une couleur qui réconforte et qui détend ; elle aide à retrouver un sentiment de calme et de paix, permet d'équilibrer certaines fonctions physiologiques et favoriserait une respiration lente et profonde. Le vert aide à trouver un sommeil réparateur. De plus, il diffuse très bien la lumière du matin.

Le **violet** aurait lui aussi des effets calmants propices à la méditation et à la relaxation. Il diminue l'angoisse, les phobies et les peurs. Il est réputé calmer les insomnies. Pensez aux nombreuses nuances (lilas, bruyère, prune...) du violet.

Contrairement à ce que l'on pense, le **blanc** posséderait une action énergisante (yang). Il stimule les neurones. Il est donc plus adapté aux pièces de la maison où les occupants sont amenés à être actifs (telles que le salon ou la cuisine). Si vous tenez néanmoins à mettre du blanc, associez-le à d'autres coloris.

Le **rouge** est très stimulant. Il est déconseillé de couvrir les murs d'une chambre à coucher de rouge. Cependant, compte tenu de son action tonique, on peut prévoir une touche de rouge (un petit bouddha rouge, une boîte à bijoux, une aquarelle chinoise, etc.). Sachez qu'il présente des propriétés aphrodisiaques...

Le **rose** combat le stress, le pessimisme et l'inquiétude. D'où l'expression « voir la vie en rose » ! Mais les chromothérapeutes déconseillent d'utiliser cette seule couleur dans un lieu de repos. Car le rose est également un excitant, cependant en moindre proportion que le rouge. La chambre rose des petites filles est donc, selon cette « science », une véritable hérésie ! Loin d'être des modèles de sagesse tout droit sortis d'une comptine pour enfants, elles risquent de devenir des petits monstres hyperactifs !

Le **jaune** lutte contre la mélancolie et la déprime. C'est une couleur tonique, mais non excitante. Cette couleur facilite les échanges et la communication. Elle est recommandée à ceux qui ont tendance à se renfermer et à devenir « autistes » dès qu'ils vont mal. Il ne faut cependant pas en faire la couleur unique de la pièce. Associez-le, par exemple, à du bleu, du vert ou du violet.

Prenez garde à la pollution magnétique

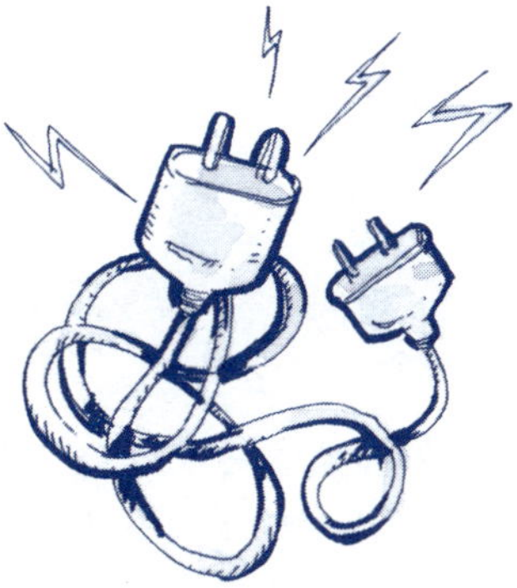

La pollution magnétique n'est pas un mythe : les appareils électriques dans la chambre (télévision, téléphone portable, lecteur DVD, ordinateur...) sont nuisibles au sommeil. Même éteints, ils émettent de faibles ondes qui interfèrent avec celle de votre cerveau. Certains y sont particulièrement sensibles.

Pendant le sommeil, en effet, l'organisme, lâchant une grande part de ses défenses, devient plus vulnérable aux influences immédiates de son environnement. La pollution électromagnétique bloquerait la sécrétion de mélatonine.

Ces influences sont d'autant plus pernicieuses qu'elles sont invisibles et indolores.

→ **Évitez tout particulièrement les lignes et rallonges électriques au voisinage de la tête du lit. De même, éloignez le lit des gaines électriques et des fils du téléphone.**

⇢ Le téléviseur et l'ordinateur, lorsqu'ils ne sont pas raccordés à la terre, dégagent de forts rayonnements électromagnétiques qui peuvent nuire au sommeil. Attention aux radios-réveils à quartz et affichage digital qui produisent aussi un champ électromagnétique non négligeable. Une distance minimale de 60 centimètres entre cet appareil et le dormeur serait souhaitable. Évitez aussi, dans la chambre de bébé, l'interphone de surveillance.

⇢ Méfiez-vous des ionisateurs et purificateurs d'air. Ces appareils sont très polluants à cause des moteurs de mauvaise qualité qu'ils contiennent !

⇢ Évitez la proximité des réveils électriques (l'utilisation régulière de réveils électriques à aiguilles a été corrélée dans trois études épidémiologiques avec une augmentation d'un facteur 1,5 de l'incidence des leucémies chez l'enfant) ; veillez à ce qu'aucun appareil électroménager ne soit adossé à la cloison et qu'il n'y ait pas de source électrique extérieure (éclairage public, transformateur...).

⇢ Éloignez le radio-réveil d'une longueur de bras.

⇢ Attention aux couvertures chauffantes. Préférez-leur la bouillotte en attendant que les études menées nous en disent plus sur leurs dangers. D'autant qu'il existe un risque d'incendie si la couverture n'est pas munie d'une sécurité.

À LIRE :

Les Ondes dans l'habitat. Leurs effets, comment les détecter et les traiter,
Max Ponce, Dangles, 2001. *Ces ondes qui tuent, ces ondes qui soignent,*
Jean-Pierre Lentin, Albin Michel, 2004.

Les « nœuds » d'Hartman

Ce chercheur allemand a découvert dans les années 1930 l'existence de rayonnements électromagnétiques émanant de la Terre. Ses travaux ont donné naissance à la géobiologie. La planète serait parcourue de toiles d'araignée énergétiques. Lorsque ces lignes électriques se croisent (on parle de « nœuds d'Hartman »), le rayonnement tellurique est amplifié. Dormir sur les points d'intersection perturberait le sommeil à la longue.

La literie

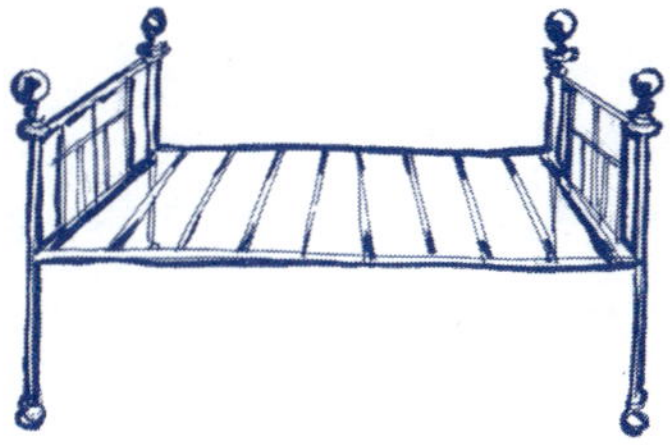

« Ce n'est pas la peine d'acheter un nouveau matelas si le crédit que vous avez pris pour le payer vous empêche de dormir. »
PATRICK SÉBASTIEN

Une bonne literie doit pouvoir effacer, en une nuit, les tensions accumulées dans la journée. Elle doit favoriser le relâchement total du corps, la détente complète des muscles et de la colonne vertébrale. Elle doit être agréable, confortable et bien soutenir le dos. Il n'est donc pas inutile d'investir dans du bon matériel : dans un lit médiocre, la détente se fait moins bien, certains muscles restent contractés et l'on se réveille avec des tensions. Plonger dans le sommeil en se glissant dans un lit confortable n'est-il pas l'un des plaisirs de la vie ?... Une étude, menée il y a quelques années par le CHU de Montpellier, a prouvé qu'une nouvelle literie procurait 53 minutes de sommeil récupérateur en plus chaque nuit ! On évitera donc de faire des économies le jour où l'on investit dans une nouvelle literie !

→ Il est important que le dos ait l'occasion de se détendre complètement pendant la nuit, afin de permettre aux muscles dorsaux et aux disques intervertébraux de récupérer. Pour cela, faites attention à bien choisir votre lit. Cet ensemble est composé d'un matelas et d'un sommier qui doivent être bien adaptés l'un à l'autre. Il est toujours préférable de choisir ou de renouveler le sommier et le matelas en même temps. Le tout doit constituer un ensemble homogène : votre matelas fera un plus long usage posé sur un sommier adapté.

→ *Les meilleures combinaisons :*

- **matelas à ressorts et sommier à ressorts (soutien plus souple) ;**
- **matelas à ressorts et sommier à lattes (soutien plus ferme, mais il faut éviter des lattes trop espacées) ;**
- **matelas en mousse et sommier à lattes.**

→ **Le lit doit si possible être plus grand que son utilisateur (d'au moins 15 à 20 centimètres). Si vous dormez à deux, prenez en compte le plus grand des deux.**

···› **Ne choisissez pas le lit seul(e) sans votre compagne ou votre compagnon. Dans le magasin, essayez-le tous les deux. L'un après l'autre, puis ensemble !**

Le sommier

Le rôle principal du sommier est de jouer les amortisseurs. En effet, si le matelas supporte les 2/3 des efforts mécaniques imposés à la literie par le poids et les mouvements des dormeurs, le sommier, lui, en supporte le 1/3 restant. Par ailleurs, en l'isolant du sol, il prolonge la vie du matelas, favorise le confort du sommeil, la ventilation et donc l'hygiène de la literie.

Le sommier, à ressorts ou à lattes, constitue la base du soutien du dos. Un bon sommier doit respecter la morphologie du dormeur et s'adapter aux différentes pressions exercées par le corps : soutien plus ferme aux épaules, thorax, bassin et fessiers, soutien plus souple à la tête et aux lombaires. Le plus efficace et le plus confortable reste le sommier à lattes articulées. Il épouse la forme du corps et suit les mouvements du dormeur.

- Avec un sommier à lattes, choisissez un matelas suffisamment épais.
- Avec un sommier à ressorts, le matelas peut être plus fin.

···› Un lit doit être adapté à chacun

Un bon lit est avant tout celui qui s'adapte à votre cas :

- **SI VOUS ÊTES ALLERGIQUE (ACARIENS, PLUMES, POUSSIÈRE, LAINE...) :** privilégiez les matelas avec des garnissages traités (antiacariens, antibactériens) et adoptez des protège-matelas et des oreillers anti-allergiques.
- **SI VOUS SOUFFREZ DE PROBLÈME VEINEUX,** choisissez un sommier qui se relève électriquement ou manuellement aux extrémités ou un matelas plus épais à l'une des extrémités. Vous pouvez pour cela mettre deux annuaires dessous. Cela permet de maintenir les jambes surélevées pendant le sommeil.
- **SI VOUS SOUFFREZ D'UNE HERNIE DISCALE :** limitez au minimum les amplitudes de mouvements en rotation notamment. Le lit doit être haut et alléger les pressions. Mais surtout, consultez !

···› Pour la structure externe du lit, choisissez de préférence le bois. Il semblerait que les structures métalliques perturbent les champs énergétiques de notre organisme. Optez pour un sommier à lattes plutôt qu'à ressorts. Il n'y a ni lit ni matelas idéal. Certains aiment dormir sur du dur, d'autres non. Aujourd'hui, il existe des matelas en latex très confortables, le tout posé sur des lattes. Apprenez à bien connaître vos besoins et à privilégier le confort.

Le matelas

Un matelas neuf doit être plutôt ferme : un peu plus mou pour les minces, un peu plus dur pour les autres. Ne mégotez pas (trop) sur le budget. On passe un tiers de sa vie au lit et il dure en moyenne une dizaine d'années : c'est un investissement à long terme !

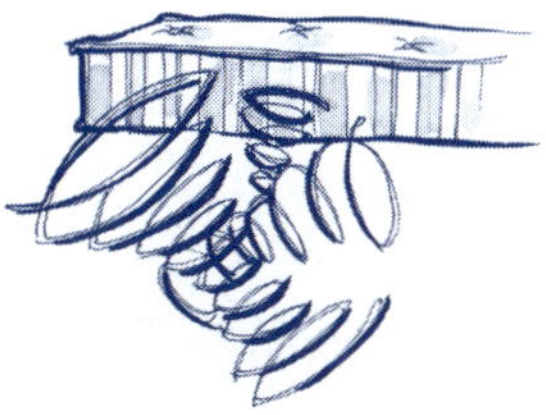

- Pour le choix d'un matelas, les surfaces à ressorts et en mousse sont les plus recommandées.
- Évitez les matelas de laine : ils nécessitent trop de soins.
- S'il existe une différence de poids entre les deux occupants du lit, privilégiez un matelas à ressorts qui maintient bien le corps point par point et sans se déformer.

Matelas à ressorts

Si vous choisissez un matelas à ressorts, vérifiez-en le nombre : plus il en comporte, meilleure sera la suspension et plus le soutien sera efficace. Il peut y avoir de 200 à 2 000 ressorts dans un matelas. Pour un matelas de qualité, on doit tenir compte du nombre de ressorts (pas moins de 500 ressorts). On doit aussi tenir compte du calibre des ressorts ; plus le chiffre est petit, plus le fil métallique utilisé est gros et plus le ressort est ferme. Pour un bon matelas, choisissez des ressorts de calibre 14 ou moins.

Il existe deux modèles :

- **À RESSORTS INTÉGRÉS** (réagissant aux mouvements du corps) ;
- **À RESSORTS ENSACHÉS** (chaque ressort est enveloppé individuellement, permettant au matelas de reprendre rapidement sa forme et empêchant de sentir les mouvements de la personne couchée à côté).

Les matelas à ressorts sont aussi rembourrés avec des matériaux (mousse et feutre) pour donner un effet moelleux.

···> Matelas en mousse

La qualité d'un matelas en mousse se mesure différemment. C'est la densité de la mousse qui doit être considérée. Plus la densité de la mousse est grande, moins le matelas s'affaissera et plus il sera durable. Un matelas de qualité est fait d'une mousse qui a une densité de 1,6 lb/pied cube à 1,8 lb/pied cube. Le latex naturel est de très bonne qualité.

Petit test pour choisir son matelas

···> Dans le magasin d'exposition, allongez-vous et retournez-vous, comme en plein sommeil, au moins 15 minutes. Si votre coude s'enfonce, il faut choisir une literie plus ferme. Il est important, en effet, que la colonne reste bien droite lorsqu'on est allongé sur le côté. Un autre test très efficace existe : couchez-vous sur le dos et glissez la main au niveau lombaire. Si la main ne passe qu'à moitié (les doigts seulement), le matelas est approprié. Si la main entre au complet, c'est que le matelas est trop ferme et si la main ne glisse pas sous le dos, c'est que le matelas est trop mou.

Quid des matelas à eau ?

···> Le nombre de ses adeptes en France est encore confidentiel. C'est pourtant le seul matelas qui adopte parfaitement la forme du corps sur 100 % de sa surface, quelle que soit la position du dormeur. Ce dernier a la sensation de flotter sur une onde tiède. Chacun des mouvements est suivi fidèlement par l'eau...

Il est préconisé en cas d'alitement prolongé car il donne l'impression d'échapper à la pesanteur. Le matelas à eau existe dans les dimensions standards et peut s'installer dans un cadre de lit classique. Certains modèles de matelas à eau intègrent une climatisation (21 °C à 38 °C), qui ajoute encore au confort. Les inconvénients du matelas à eau : un léger bruit de clapotis, sa forme incompressible, son poids qui empêche de le déplacer trop souvent, et l'obligation d'ajouter dans l'eau un produit antibactérien tous les 6 mois.

Chacun sur son matelas !

···> Les sommiers et matelas permettant d'amortir les mouvements et de compenser les creux causés dans les matelas classiques par les points d'appui des corps les plus lourds sont à recommander, surtout lorsque l'on dort à deux. Ainsi faut-il choisir les structures à ressorts, ou, mieux encore, celles comprenant des lattes articulées.

S'il existe une grande différence de taille et de poids entre vous, ou si l'un de vous bouge plus que l'autre dans son sommeil, préférez deux matelas individuels sur un même sommier.

Astuces [22]

• Fini le lit qui grince

Si votre lit grince, glissez du talc entre les jointures des montants et des lattes. Vous pouvez aussi, à l'aide d'un pinceau, déposer un peu de glycérine, de paraffine ou de vaseline.

Recouvrez les montants sur lesquels repose le sommier avec des morceaux de mousse. Si le grincement persiste et vous empêche vraiment de dormir, débarrassez-vous du bois de lit et posez le sommier directement sur quatre pieds en bois vissés.

• Halte aux odeurs d'humidité de la chambre !

Le matelas et le sommier ont capté un peu l'humidité et dégagent une odeur désagréable ? Fabriquez des sachets longs et plats, certains remplis de farine de moutarde, d'autres de talc, que vous glisserez entre les deux. Vous pouvez également mettre le matelas dans les courants d'air ou au soleil sur une balustrade. Avant de quitter la maison pour l'hiver, enveloppez les matelas et sommiers de journaux : le papier journal absorbe l'humidité. Une autre solution consiste à poser deux assiettes sous le lit, contenant l'une du talc, l'autre de la farine de moutarde.

Attention, organisme au repos !

Il faut tenir compte de l'état biologique de l'organisme au repos. En l'absence de mouvement, la production de chaleur par le travail musculaire fait défaut et c'est à la literie qu'il appartient de protéger le corps contre une perte de chaleur. Par ailleurs, une accumulation de chaleur entre le corps et le matelas peut provoquer une transpiration accrue qui doit être absorbée par le matelas pour que le dormeur ne repose pas sur une couche humide. Le matériel, la forme et la plasticité de l'oreiller doivent être aussi adaptés individuellement pour empêcher les douleurs au niveau de la nuque, du cou ou des épaules.

À renouveler tous les 10 ans !

··› En ce qui concerne le couchage, la moitié des Français déclare changer de matelas au moins tous les 10 ans (au-delà de 10 ans d'utilisation, le lit perd en moyenne 20 % à 30 % de ses performances et n'offre plus un soutien adéquat). Les premiers signes d'usure sont facilement reconnaissables : vous sentez les ressorts ou les lattes quand vous êtes allongé, vous vous enfoncez, votre matelas conserve la forme de votre corps une fois que vous vous êtes levé. De quoi aggraver les douleurs du dos et les raideurs matinales... !

Entretien du matelas

··› Protégez votre matelas d'une housse en molleton (ainsi, si votre sommier est métallique et rouille, le matelas n'en subit pas les conséquences). Sachez que si vous retournez régulièrement le matelas (une fois dans la longueur, une fois dans la largeur), il se déforme moins vite. Ne vous laissez pas gagner par la paresse et retournez-le tous les trois mois afin qu'il garde sa forme (faites-le au minimum deux fois par an). Il est également nécessaire de le dépoussiérer régulièrement, car la poussière de matelas est le principal réservoir d'acariens (responsables d'allergies) et le taux de moisissures peut y être très élevé. Autrefois on battait les matelas à la fenêtre. Mais aujourd'hui, l'aspirateur a remplacé la batte, c'est plus facile...

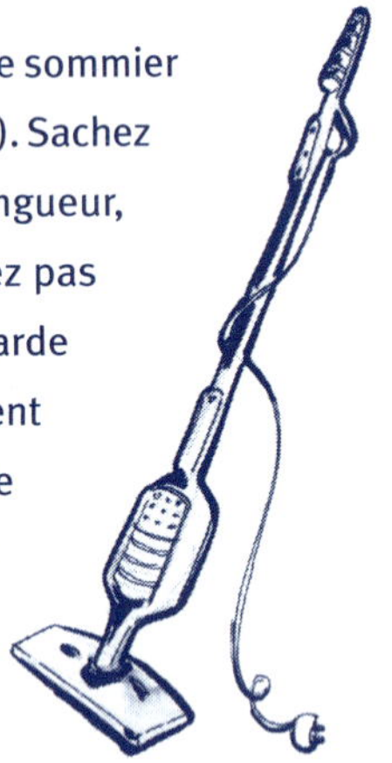

··› Pour le rembourrage du matelas, la laine s'est révélée le meilleur matériau, conservant la chaleur et absorbant l'humidité.

Les conseils du kinésithérapeute : Quelle position prendre ? Quel oreiller ?

La position pour trouver le sommeil varie d'une personne à l'autre. Nous avons tous plus ou moins un protocole pour nous endormir. Un proverbe conseille, pour la journée, de partir du bon pied. Pour la nuit, ajoutons : partez de la bonne position !

L'oreiller doit épouser la courbure de votre nuque tout en la soutenant. Évitez le système traversin + oreiller ! Le choix de l'oreiller est capital et influencerait au moins autant la profondeur du sommeil que le matelas. Il dépend dans une large mesure des habitudes du dormeur, allant du gros traversin à l'oreiller de plume léger, en passant par le coussin plat de crin ou de millet. De fait, s'il n'est pas indispensable de dormir avec un oreiller, 75 % des Français avouent tout de même en utiliser un. Moelleux ou ferme ? Tout dépend de votre morphologie et de votre position préférée pendant le sommeil.

···⁛ Si vous dormez sur le dos

D'une manière générale, on suggère d'éviter la position sur le dos, car le cou est alors forcément en rotation.

L'oreiller est déconseillé. L'idéal est alors de dormir à plat dos. Si vous ne pouvez pas vous en passer, optez pour un oreiller plat, carré, qui descend sous les omoplates, avec soutien moyen et souple. En cas de douleurs lombaires ou abdominales, on peut suggérer de mettre un traversin sous les genoux.

···⁛ Si vous dormez en chien de fusil

La tête (elle pèse tout de même 7 kilos environ !) a besoin d'un support pour garder les vertèbres cervicales dans le prolongement de l'ensemble de la colonne vertébrale. Dans ce cas, préférez un oreiller plat plié en deux ou un traversin. N'oubliez pas de combler l'espace entre l'épaule et l'oreille. En effet, dormir l'oreille collée à l'épaule, c'est s'offrir des douleurs cervicales garanties !

La position sur le côté est conseillée pour les ronfleurs et les personnes souffrant d'apnées du sommeil.

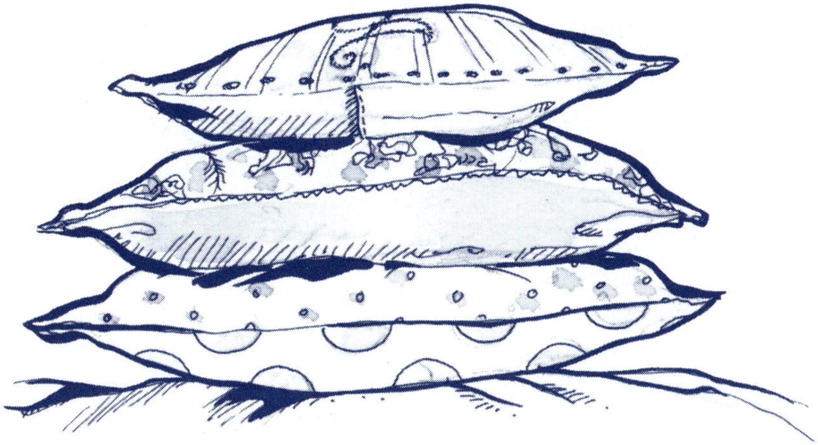

⋯› Si vous préférez dormir sur le ventre
Choisissez un oreiller très moelleux ou très plat. Cette position – qui sollicite trop les lombaires – est déconseillée en cas de douleurs cervicales. De plus, elle peut entraîner des douleurs au niveau des lombaires et du cou. Si c'est votre position et en cas de douleurs de dos, mettez un oreiller sous votre ventre.

⋯› Enfin, si vous avez des problèmes d'épaule (une périarthrite par exemple), consultez et préférez une position 3/4 dorsale reposant sur l'omoplate en dégageant l'épaule vers le bas.

⋯› Ne superposez pas les oreillers (sauf si vous avez des problèmes cardiaques ou asthmatiques). De toute façon, il n'existe pas de position idéale. Dans le sommeil, le corps fait ce qu'il veut et il est impossible de contrôler sa position. Quoi qu'il en soit, ne dormez pas avec la tête trop surélevée.

⋯› Pour éviter les torsions du cou et le torticolis au réveil, optez pour des oreillers et traversins peu volumineux et malléables, qui épouseront la forme du cou en le soutenant légèrement, ou pour un sommier articulé avec une têtière faisant office d'oreiller.

⋯› Truc pour savoir quand investir dans un nouvel oreiller
Pliez le vôtre en deux. S'il ne reprend pas sa forme tout de suite, il est grand temps d'investir !

Les brumes d'oreiller

Préparées avec des huiles essentielles, il existe des brumes légères – de lavande, de rose, de verveine, d'oranger ou encore de mélisse – à vaporiser sur l'oreiller et dans la chambre, quelques instants avant de se coucher.

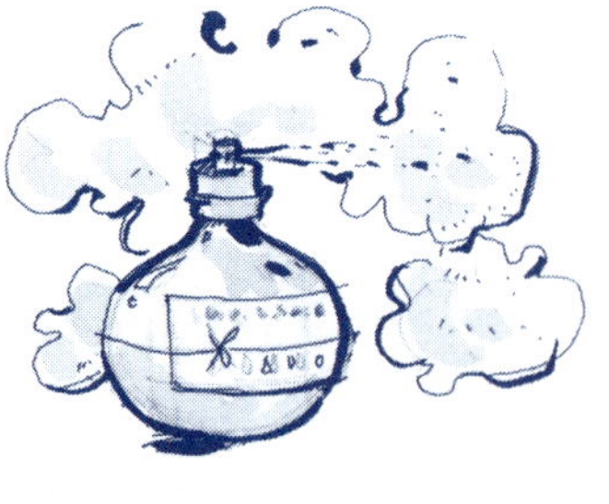

L'homéothermie

La posture que l'on adopte la nuit (sur le côté, sur le dos ou à plat ventre) varie notamment avec la température ambiante. On a tendance à adopter une posture en boule (chien de fusil) au froid et une posture allongée au chaud.

Chambre et poussières

Les poussières sont des ennemis redoutables pour les personnes allergiques, chaque jour plus nombreuses.

- **LE LIT :** préférez un sommier à lattes, plus facile à dépoussiérer que le sommier à ressorts.
- **PASSEZ RÉGULIÈREMENT UN CHIFFON HUMIDE SUR LES PLINTHES :** c'est l'un des endroits préférés de la poussière.
- **ÉVITEZ DE LAISSER LES CHAUSSURES LA NUIT DANS LA CHAMBRE :** elles transportent les poussières extérieures.
- **AÉREZ MATIN ET SOIR** votre chambre pendant 10 minutes.

Quelques conseils de base pour lutter contre la poussière

Il faut supprimer les plantes vertes et interdire l'accès à la chambre aux animaux domestiques à plume ou à poil qui favorisent la pullulation des acariens et d'allergènes en tout genre. Sans compter que les plantes vertes ont un mode de « respiration » qui ne convient pas à une chambre car elles « expirent » du gaz carbonique la nuit.

- Il est préférable d'utiliser un matelas et des oreillers en mousse synthétique, un sommier à lattes, et d'éliminer les couettes en plume.
- Il est conseillé d'envelopper le matelas, le sommier s'il est tapissier et les oreillers dans des housses hermétiques aux acariens (il existe des housses antiacariens !) mais laissant passer l'humidité.
- Lavez les couvertures à l'eau chaude (plus de 55 °C) tous les 3 mois, la housse de matelas deux fois par an à 60 °C.
- Aérez la chambre en ouvrant largement les fenêtres ; les acariens résistent mal aux rayons ultraviolets et le soleil constitue le meilleur acaricide naturel.
- Évitez les chauffages à air pulsé.
- On obtient un climat défavorable pour les acariens avec une humidité relative de l'air ne dépassant pas 50 % et avec une température fraîche. Un truc : des fenêtres embuées sont un signe d'humidité de l'air élevée qui favorise la croissance des moisissures et des acariens.
- Enfin, sachez que les lits à étage ne sont pas recommandés car le dormeur du bas respire la poussière du haut.

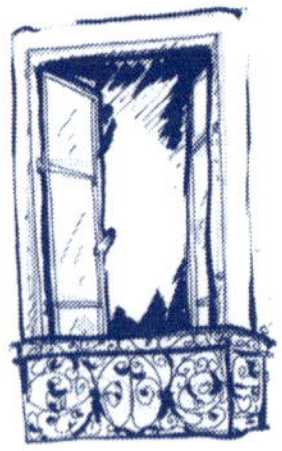

···› Bien faire son lit le matin

- Au lever, retroussez couette ou couverture et drap de dessus.
- Laissez respirer votre lit le temps de la toilette et du petit déjeuner.
- Pendant ce temps, laissez la fenêtre de votre chambre grande ouverte.

···› Pour les personnes souffrant d'allergies,
sachez que la couette synthétique est hypoallergique.

Comment maîtriser la multiplication des acariens ?

Les acariens sont les cousins microscopiques des araignées et des scorpions. Invisibles à l'œil nu, ils prolifèrent à l'intérieur des maisons et des appartements dans la poussière domestique. Ils se nourrissent de débris de peau humaine.

Ils se développent principalement dans les produits textiles et dans un environnement chaud et humide. Ils restent présents même dans les maisons les mieux entretenues (l'aspirateur ne permet de supprimer que 5 ou 10 % des acariens qui se nichent sur les tapis). Pour votre literie, optez pour des matières synthétiques, les acariens n'aiment pas s'y réfugier.

Préférez le naturel

Draps, couvertures, oreillers et autres accessoires seront de préférence en matières naturelles (sauf si vous êtes sujet aux allergies) : couettes en plume, couvertures en laine, matelas en latex, sommier en bois...
La couette ne favorise pas une bonne circulation de l'air et l'on transpire davantage dessous, mais certains aiment cette grosse chaleur.
La couette de duvet d'oie ou de canard de bonne qualité, en plus de fournir un effet volumineux des plus douillets, permet au corps de réguler sa température. Mais elle est contre-indiquée en cas d'allergie !
Les personnes ayant des problèmes de circulation préféreront la literie à l'ancienne, sans couette.
De même que pour le matelas, la housse des oreillers (duvet de canard ou duvet d'oie pour un oreiller moelleux, sarrasin pour un soutien plus ferme) doit être en tissu 100 % coton.

La chambre feng shui

Le feng shui est l'art de vivre en harmonie avec son environnement. Il est né en Chine il y a 4 000 ans et permet notamment d'aménager l'espace de façon à améliorer la qualité et la circulation de l'énergie cosmique (le *chi*) dans la maison.

Il est issu d'une philosophie taoïste fondée sur l'interaction de l'homme et de son lieu de vie. Il s'appuie sur l'équilibre de l'environnement et des énergies invisibles de la nature. Il est indispensable d'aménager son intérieur pour faciliter la circulation du *chi*. Dans la chambre aussi : en feng shui, c'est l'une des trois pièces principales de la maison (après la porte d'entrée et le salon). Voici quelques règles de base :

- Une fois par jour, au moins, il faut ouvrir portes et fenêtres en grand, afin de non seulement renouveler l'air, mais aussi de chasser les dépôts psychiques qui polluent l'atmosphère et rendent difficile la vie au quotidien.

- Dans cette optique, tous les jours, avant de les porter le matin, et le soir avant de vous coucher, il vaudrait mieux aérer nos vêtements au vent, si possible sur un cintre.

À CONSULTER :
Le Lit du dragon, feng shui du sommeil et de la chambre à coucher,
Georges Charles, Chariot d'or, 2000.

La chambre

- Optez pour des teintes yin, douces et apaisantes (blanc, bleu, vert, rose) et pour des lumières discrètes et indirectes (l'éclairage ne doit pas provenir du plafond).

- Elle doit être dépouillée, propre et en ordre. Les vêtements portés dans la journée (monde extérieur) sont rangés au-dehors ou, au moins, hors de la vue. Attention : les chaussures n'ont rien à faire dans la chambre ! Le feng shui préconise de les retirer dès que nous entrons dans la maison et d'enfiler des chaussons.

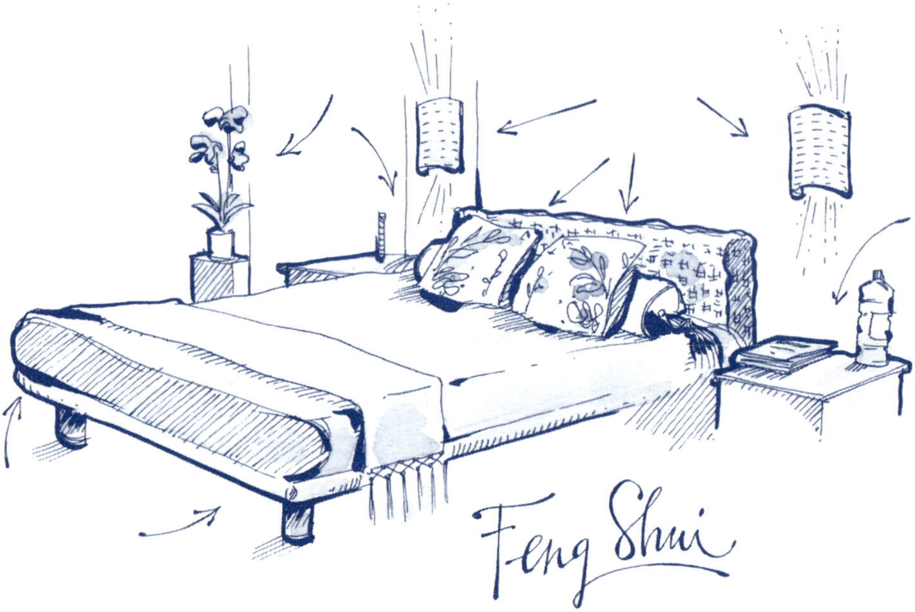

····> La porte de la chambre doit s'ouvrir sur l'intérieur et jamais devant un miroir. Un miroir n'est pas le bienvenu dans la chambre (si c'est un miroir intérieur dans une armoire, c'est toléré) : il réfléchit l'énergie vitale du dormeur et lui renvoie les émotions négatives qu'il évacue pendant son sommeil.

····> Évitez que le pied du lit soit orienté vers la porte de la chambre.

····> Le lit ne doit jamais être posé par terre. Il doit toujours être sur un support.

····> La tête du dormeur doit être le plus proche possible d'une tête de lit ou d'un mur afin d'éviter les déperditions d'énergie, et le lit ne doit pas être placé sous une fenêtre pour la même raison.

····> Si possible, optez pour un support du lit en bois : le bois est symbole de naissance et de santé.

····> Ne placez pas d'objet yang comme la télévision dans la chambre à coucher. Si vous désirez absolument en placer une, couvrez-la avec une couverture quand vous allez dormir et veillez à ce que votre lit ne soit pas reflété dans l'écran du téléviseur.

⟶ Ce que l'on voit de son lit doit être plaisant et ordonné. Évitez donc les vêtements en tas sur une chaise, jetés en boule.

Préférez les arrondis

Il convient tout particulièrement de prendre garde aux énergies coupantes et aux angles aigus : ils favorisent l'énergie négative, surtout si les pointes sont dirigées vers le lit. Les tables de nuit et chevets doivent également être dépourvus d'arêtes coupantes (on les appelle les « flèches secrètes ») ; on les préférera rondes. De même, mettez à vos portes des poignées aux formes arrondies.

Le strict nécessaire

Dans certaines chambres, on voit parfois des paires de skis dépasser derrière la penderie, de vieux cartons à chapeaux ou des piles de revues qui traînent çà et là ! C'est à éviter car cela contribue à alourdir l'énergie de votre chambre et n'aurait d'autre effet que de perturber votre sommeil ! Supprimez tout ce qui encombre mais aussi tout ce qui n'est pas directement lié à l'aspect sommeil. Sans pour autant faire de votre chambre une « cellule de moine », veillez à ne placer que les objets qui peuvent vous aider à bénéficier d'un meilleur endormissement. Dans l'idéal, il vaut mieux éviter les énormes penderies. Si vous en avez la possibilité, préférez sans hésitation la solution du « dressing » séparé qui permettra d'alléger l'énergie de votre chambre.

Il est recommandé de trier et de vider armoires et commodes se trouvant dans la chambre chaque semaine et de se débarrasser des vêtements que nous ne mettons plus, ainsi que des objets inutiles ou liés au passé.

Une règle de base : un espace dépouillé

Toute la journée, nous subissons une énergie (yang) très forte issue notamment de la dynamique des villes, du travail, du stress... La chambre doit favoriser l'énergie yin apaisante et permettre à la personne, allongée à l'horizontale, de refaire l'énergie de son corps. C'est pourquoi la pièce, le plus dépouillée possible, devrait autoriser une circulation lente et fluide de l'énergie.

Le lit

- Tête tournée vers le nord, le lit doit être adossé au mur, jamais face à la porte, jamais sous une fenêtre.
- Si vous n'avez pas de tête de lit, faites en sorte que celui-ci soit appuyé contre un mur solide.
- Le lit ne doit jamais se réfléchir dans un miroir !
- Aucun miroir ne doit réfléchir l'homme qui dort car alors son énergie ne peut se reposer.
- Si vos portes de placard ont des glaces, occultez-les avec un rideau.
- Évitez impérativement les lits à tiroir (on ne range surtout rien sous son lit).
- Il est préférable que le lit soit fait à toute heure de la journée.
- Il doit être situé diagonalement par rapport à la porte (pour la voir sans être en face).
- Évitez à tout prix le matelas posé à même le sol. Il doit être à 20 centimètres du sol pour laisser le *chi* (flux d'énergie) circuler librement. Les pieds de lit doivent être dissimulés et les coins de la tête de lit arrondis.
- Un lit en bois est à privilégier.
- Les tables de chevet, aux lignes courbes, seront plus basses que le lit.
- Pour stimuler la sexualité, accrochez une boule de cristal ou des objets en verre au nord de la chambre. Placez en vue des orchidées de ton rouge ou rose.

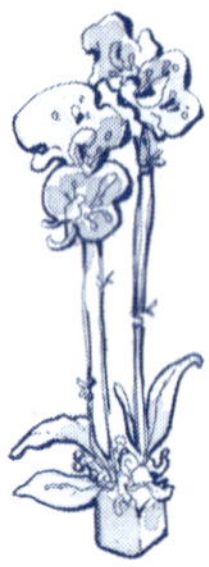

- Évitez les suspensions pointues (et même toute suspension au-dessus du lit).

À éviter :

- **LES PLANTES VERTES :** elles rejettent du gaz carbonique et dynamisent la pièce. Si toutefois vous en avez, choisissez des variétés à feuilles rondes.
- **LES AQUARIUMS :** les poissons stimulent le *chi* et l'eau attire les dangers.
- **LES POUTRES APPARENTES** sont déconseillées (elles empêchent la bonne circulation du *chi*).

Des matériaux naturels

Choisissez des matériaux naturels pour l'ensemble de votre chambre. Selon vos goûts personnels, vous pouvez vous entourer de nattes de coco ou de sisal, de laine naturelle, de bois (clair), d'osier et même de terre cuite, de galets... Sur le plan des matériaux (revêtements de sols et de murs, boiseries) et des peintures (mais aussi des vernis et des colles), privilégiez les produits « biologiques », c'est-à-dire ceux qui sont naturels et non toxiques (sans éléments de synthèse). S'il n'y a qu'un endroit où vous le faites dans votre maison, que ce soit dans votre chambre. D'une part, vous y passez beaucoup de temps et, d'autre part, le sommeil vous rend plus vulnérable aux attaques des produits nocifs... !

Bien dormir dans un studio

Comme le souligne Luc Antoine, architecte, conseiller en feng shui et auteur de *La Maison-Miroir ou le Feng Shui à l'occidentale* (éditions de Mortagne, 2000), le cas du studio est complexe car il réunit toutes les activités en une seule pièce. Le sommeil y est souvent problématique car rien n'y est fait pour générer une protection et une intimité indispensables à un bon endormissement et à une bonne régénération. L'idéal, lorsqu'on occupe un studio, est de différencier deux ou trois ambiances bien distinctes. On aura ainsi une ambiance dynamique pour l'étude (coin bureau), une ambiance plus « cool » pour la détente et les repas, et une troisième, apaisante, pour le sommeil. Et il vaut mieux, dans la mesure du possible, ne pas utiliser le lit comme canapé lorsqu'on reçoit ses amis !

Dormir à deux

Un lit à soi : un droit

À la fin du XVIIIe siècle, on découvre que les êtres exhalent de mauvaises odeurs. Aussi la vogue du bidet et du linge de corps capable de supporter de nombreux lavages commence à se répandre. Dormir dans « son » lit et entre des draps devient un impératif moral et médical. Bientôt, on proscrit pour les jeunes gens les couvertures lourdes, car elles accumulent les émanations corporelles et conduisent aux pollutions nocturnes.

Les médecins découvrent que l'odeur d'un malade est susceptible d'infecter les bien-portants, et, à l'hôpital, le lit individuel devient sinon une exigence d'hygiène, du moins une pratique courante. Le 15 novembre 1793, la Convention décrétait solennellement que la faculté d'avoir son lit à soi s'inscrivait dans les droits de l'homme. La dignité du citoyen exige qu'une zone tampon privée l'entoure au lit, à la garde-robe et dans la tombe...

Ethnologie de la chambre à coucher [23]

C'est le lieu où, depuis des siècles, on dort, on s'aime et on meurt. Dans *Ethnologie de la chambre à coucher*, Pascal Dibie, enseignant à l'université Paris-VII et l'un de mes professeurs lorsque j'étais jeune étudiante, passe en revue cette pièce centrale et en constante évolution, à travers les siècles et les cultures. Couches de nos ancêtres magdaléniens, qui inventèrent un ingénieux système de chauffage, chambres normalisées et réduites d'aujourd'hui, chambres-villages amazoniennes, empereurs romains travaillant dans leur lit, chambre de parade de l'Ancien Régime ou art de la chambre des taoïstes... De fait, la chambre est un lieu de culture. L'auteur évoque l'histoire du lit et de ses différentes composantes (cadre ou sommier, paillasse ou matelas, appui-tête ou oreiller, draps, couvertures ou couettes, dormeur nu ou en habits de nuit...). Un panorama à travers les civilisations, les époques, les climats... Un régal pour une nuit d'insomnie !

Faire chambre à part : dormir à la royale

La vie d'un couple ne se résume pas à ses jours. « Au début d'une relation, dormir à deux ne s'imagine pas autrement qu'enlacés tendrement. Mais après quelques années, quand les petits travers et autres manies de chacun sont ressortis, cela devient tout un art », souligne Gérard Leleu, médecin et sexologue. Virginia Woolf, la « féministe qui faisait peur », revendiquait déjà en 1929 une « chambre à soi ». En effet, rien de tel pour respecter le confort, le rythme et l'indépendance de chacun. « Bien » dormir ensemble est loin d'être naturel, et ça ne va pas en s'améliorant avec les années : avec le temps, le sommeil devient plus léger, plus fragile, plus précieux aussi.

« Le lit est tout le mariage », écrivait Balzac. Avec ses grands moments et ses petits désagréments, comme l'explique Françoise Dorin dans *Les Lits à une place*. « S'endormir et se réveiller dans les bras l'un de l'autre... c'est très joli sur le papier, mais dans la réalité ? » Il faut compter avec la crampe dans le mollet, l'ankylose du bras, le souffle de l'autre qui vous chatouille, le chat dans la gorge, le cheveu qui vous dégringole dans l'œil, la démangeaison du doigt de pied… Il y a les grinceurs de dents, les enrouleurs de couette, les voleurs d'oreiller, les expulseurs de draps, les gigoteurs effrénés, les dormeurs en biais… Sans oublier les pieds froids à tête chercheuse. Ajoutez à cela le ronflement, les quintes de toux, les envies nocturnes, les insomnies bruyantes… Tous ces petits riens qui, répétés à longueur de nuit et d'année, risquent de devenir insupportables et de transformer le lit en un vrai champ de bataille.

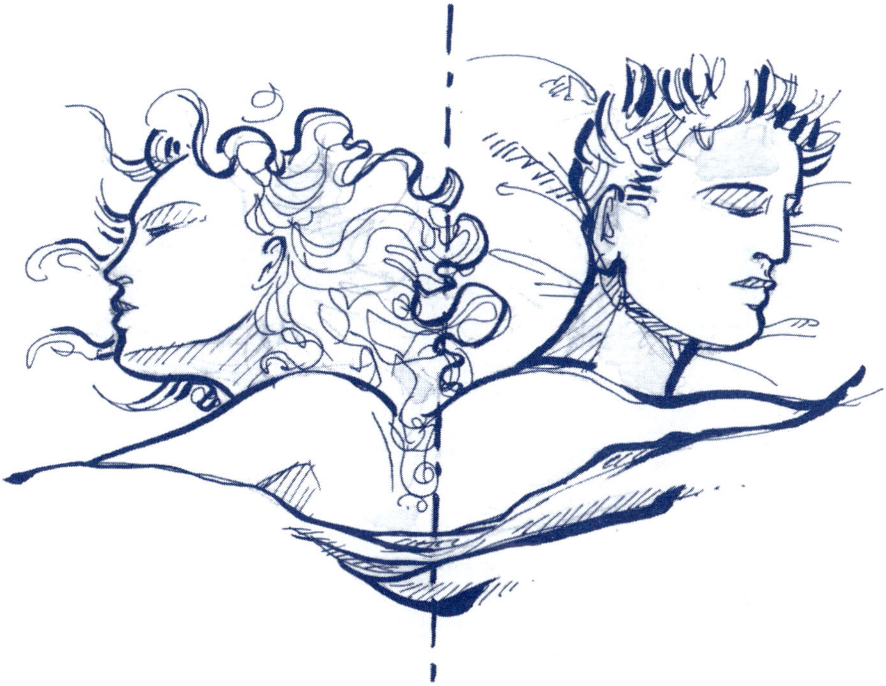

N'allez pas croire que faire chambre à part affaiblit le désir : bien au contraire, cela le renouvelle. Dormir ensemble n'est plus une habitude, une obligation, mais une démarche volontaire. On s'invite, on se prépare, on se retrouve… À chacun son espace, sa décoration… c'est un vrai luxe.
Ainsi, les « totos », couche-tôt lève-tôt, ne se sentiront plus coupables de vaquer à leurs occupations dès potron-minet, tandis que les « tartares », couche-tard lève-tard, savoureront sans scrupule le plaisir des grasses matinées.

Pour les romantiques qui souhaiteraient, au contraire, être indépendants dans la journée, et s'endormir tous les soirs l'un contre l'autre, il reste la solution imaginée par Geneviève Dormann : « Mon rêve serait d'habiter le château de Versailles : nous occuperions chacun une aile et nous nous retrouverions pour dormir au milieu. » De fait, à Versailles, le roi et la reine avaient chacun leur chambre. Toujours selon Pascal Dibie, la chambre à part existait déjà dans l'ancienne Égypte et la Rome antique. « C'est le concile de Mâcon, en 585, au VIe siècle, qui a institué la conjugalité sociale, afin de favoriser la procréation, à une période où l'Église cherchait à s'étendre à tout l'Occident. » Il poursuit : « La pratique de la chambre nuptiale dans les pays latins, opposée à celle des lits séparés dans les contrées nordiques, traduit deux conceptions du corps : le corps sujet de souffrance et de désir pour l'Église catholique, le corps naturel chez les protestants, pour lesquels il n'est pas nécessaire de partager le sommeil pour être ensemble. » La question est toujours d'actualité. Un grand débat sur « la plus taboue des pratiques conjugales » a été lancé en décembre 2003 sur le site Internet www.seniorplanet.fr.

Fuir les ronflements de l'autre arrive en tête des motivations avancées par les adeptes de la chambre à part. « Dans ma chambre particulière, même s'il m'arrive d'avoir froid à l'âme, solitaire, je dors », résumait une participante au forum de discussion, pleinement satisfaite de « dormir à la royale », tout comme Montaigne. Selon les sondages, les hommes ronflent plus que les femmes : 25 % pour les premiers, contre 15 % pour les secondes. Ces dernières sont donc plus enclines à dormir seules (une sur trois, contre seulement un homme sur quatre).

La séparation intervient souvent à l'occasion d'une maladie ou d'un alitement prolongé du conjoint, que l'on craint de déranger. Mais il faut parfois passer par un médiateur : « Le médecin a expliqué à mon mari que mes malaises étaient dus au manque de sommeil », écrit une participante au débat de Seniorplanet.

La seconde raison pour faire chambre à part, c'est le besoin de vivre à son rythme sans se déranger mutuellement. « Après une journée bien remplie, le soir je m'écroule, alors que mon mari continue à regarder la télévision jusqu'à une heure avancée de la nuit et fait la grasse matinée. Moi, je me lève très tôt, et de 5 à 7 heures du matin, la vie m'appartient », explique Joëlle, retraitée.

D'autres expriment le plaisir de disposer d'un endroit personnel où l'on peut lire, méditer, écouter la radio, installer un téléviseur pour choisir ses programmes préférés. « On renoue avec la tradition du Moyen Âge, où la chambre devient un espace privé dans lequel on peut s'enfermer. Au XVe siècle, les femmes commencent à écrire, et elles le font dans leur chambre », remarque encore Pascal Dibie.

Les partisans du lit à deux s'insurgent. « Sentir une présence chaleureuse à côté de soi, c'est agréable et rassurant. J'aime aller chercher cette chaleur familière, douillette et excitante à la fois », écrit Jeanne à Seniorplanet. « Ce sont surtout les couples les plus âgés qui ont besoin de partager le lit. Vivre en symbiose est un moyen de lutter contre la peur de la mort », estime le psychiatre suisse Willy Pasini [24]. « Confort et tendresse ne font pas forcément bon ménage la nuit », ajoute Lisa, toujours sur le site des seniors. Car, contrairement à ce qu'on pourrait penser, faire chambre à part ne signifie nullement l'extinction de la vie sexuelle, bien au contraire. « Nous n'avions pas prévu que cette séparation quotidienne se traduirait par un surcroît d'amour », affirment plusieurs témoignages. « Ils redécouvrent ainsi que l'obstacle est nécessaire au désir », explique Willy Pasini.

« Tant qu'il y a intimité et bonne entente, il n'y a pas de mal à ce que chacun suive ses habitudes sans ruiner le sommeil de l'autre », résume un couple de seniors. « Peut-être est-ce là un remède à l'insomnie qui affecte tant de nos concitoyens, si l'on en juge par les millions de boîtes de somnifères vendues annuellement », conclut Pascal Dibie. Il s'insurge contre la négligence de nos contemporains à l'égard du sommeil, trop souvent considéré comme une perte de temps, alors qu'il est indispensable à la santé, et se montre très critique sur les raffinements matériels du couchage (lits articulés, couettes, oreillers ergonomiques). « La qualité du sommeil ne dépend pas du confort du matelas, mais de son insertion harmonieuse dans la vie quotidienne », affirme-t-il, fidèle à cette citation de Nietzsche : « Dormir n'est pas une mince affaire, il faut y penser le jour durant. »

« Mieux vaut une conscience tranquille qu'une destinée prospère.
J'aime mieux un bon sommeil qu'un bon lit. »
Victor Hugo

Le coucher du Roi-Soleil[25]

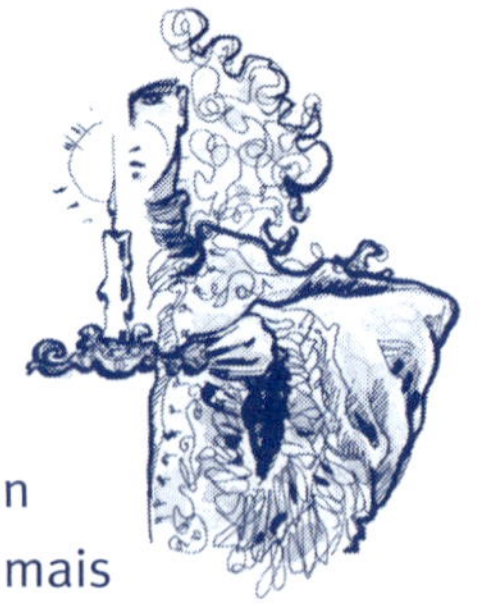

Quand on dit que l'on ne doit pas négliger les rituels pour s'endormir, la palme d'or du ritualiste revient sans contexte au Roi-Soleil, Louis XIV ! La cérémonie du coucher revêtait un aspect des plus solennels où tout était millimétré. Gourmet mais sage, le roi ne prolongeait jamais son souper – sans plats lourds et en musique – au-delà de 23 heures. Lorsqu'il se retirait, le roi donnait le bonsoir à la masse des courtisans, puis il se rendait dans sa chambre avec les quelques élus qui en avaient le droit, famille royale, princes de sang, grands officiers de la Couronne, médecins, secrétaires, valets et gentilshommes favorisés. En toute intimité donc ! Le roi récitait alors sa prière du soir en compagnie de l'aumônier. Il jetait un regard circulaire sur l'assistance et choisissait LE privilégié du soir qui aurait le droit de tenir le bougeoir jusqu'à son coucher ! Un honneur que l'on se disputait... Il s'installait ensuite dans son fauteuil pour qu'on lui ôtât ses vêtements. Le roi esquissait une révérence et une partie des « intimes » disparaissait. Le roi se livrait à des soins intimes et l'on éteignait les lumières, à l'exception des veilleuses. Pendant ce temps, discrètement, le valet avait dressé son lit de camp au pied du lit royal. Les derniers invités au coucher se pressaient vers la sortie. Sa Majesté se couchait. Ou, enfin soustrait à la foule, visitait ses maîtresses... Le lendemain matin, selon un rituel immuable, à 7 h 30, son valet s'approcherait et lui murmurerait : « Sire, voici l'heure »...

Le saviez-vous ?

La femme a cessé de dormir nue au XVIIIe siècle. À la même époque, le bonnet de nuit est devenu extrêmement tendance pour l'homme, alors que jusque-là, il dormait avec une étoffe enroulée autour de la tête pour la garder au chaud.

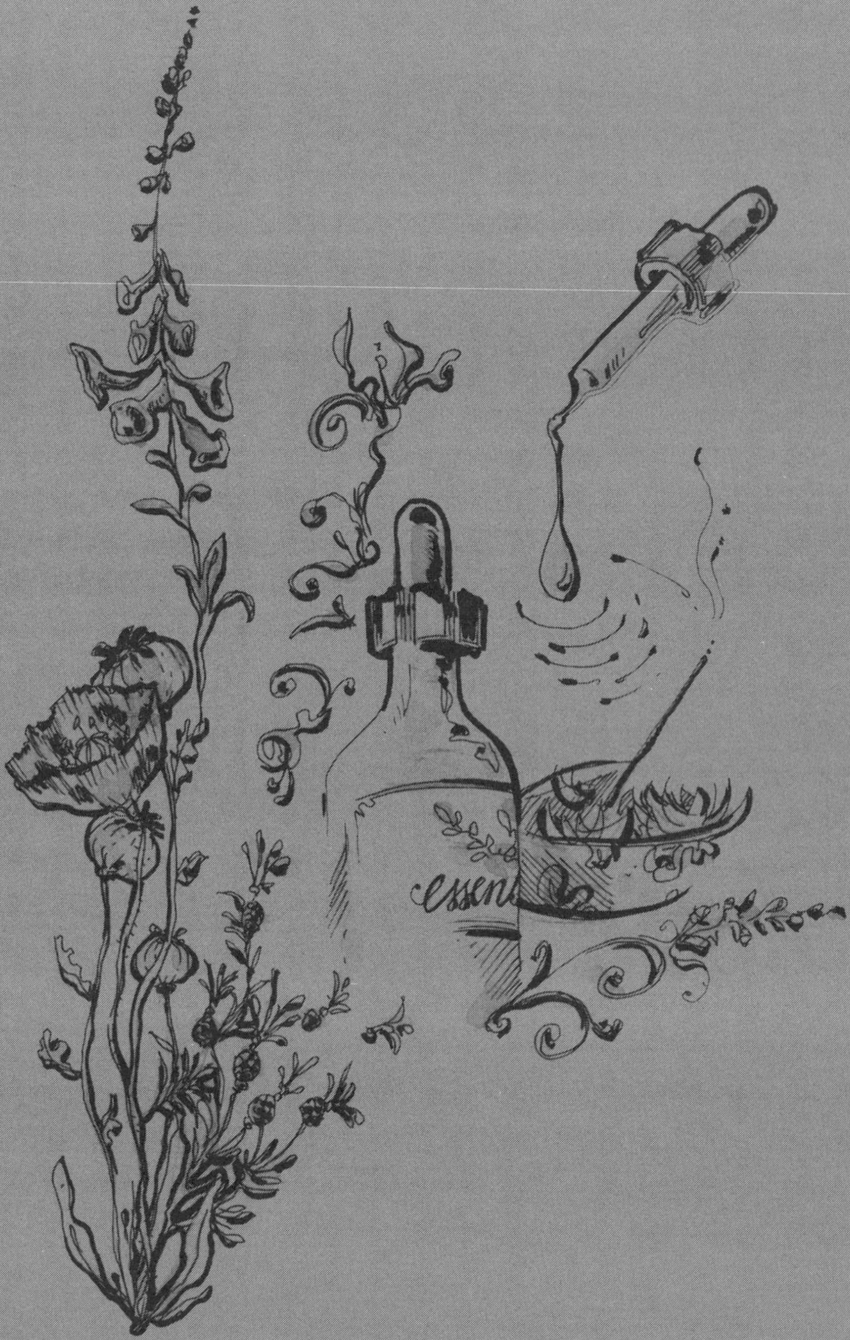

ASTUCES NATURELLES

DE MARCHAND DE SABLE...

Tout le monde a son truc, de nos grand-mères aux pharmaciens, des yogis aux naturopathes, des comportementalistes aux homéopathes. Cela tombe bien, et je suis donc partie taper à leurs portes avec mes yeux cernés...

Ma grand-mère disait toujours...

On a tous ses petits remèdes et ses petites habitudes pour s'aider à trouver le sommeil. Sans confirmation scientifique, on a constaté que certains semblaient efficaces. Mais à chacun sa méthode : vous ne croyez qu'à la verveine, alors que votre cousine ne jure que par le tilleul ! À vous de piocher dans cette liste les idées qui vous conduiront le mieux dans les bras de Morphée.

Bullez dans un bain de gros sel...

→ Selon certaines études, l'eau tiède serait plus efficace que les médicaments pour induire le sommeil profond. Cela nous rappelle les neuf premiers mois de notre existence, bien au chaud... Après une journée fatigante, rien ne vaut un bon bain relaxant d'eau salée. Jetez quelques poignées de gros sel de mer dans votre baignoire et plongez-vous dans cette eau marine une vingtaine de minutes (au-delà, la peau ramollit et vous risquez de vous refroidir). Cela sonnerait comme un bain de mer ! Une heure après le dîner, pour ne pas gêner la digestion, et une heure avant le coucher, ce sera un excellent préparateur de sommeil.

→ Plus simple encore : le bain de pieds d'eau salée (avec de l'eau chaude). Il est difficile de s'endormir lorsque l'on a les extrémités glacées...

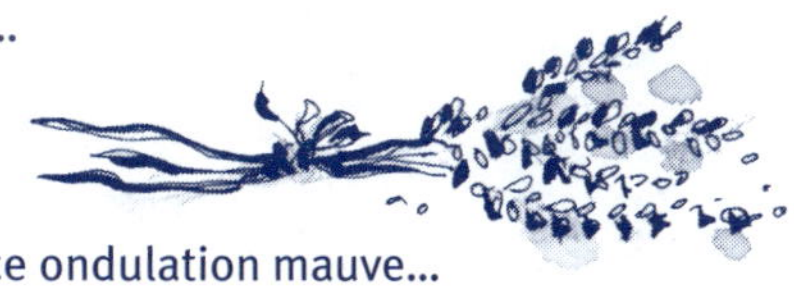

Lavande sous l'oreiller

→ La lavande... Rien que son nom évoque une douce ondulation mauve... L'inhalation de lavande ralentirait les ondes cérébrales. À la faculté de médecine de l'université de Miami, 3 minutes d'aromathérapie à la lavande ont suffi pour induire chez quarante adultes une augmentation des ondes bêta, un indice de somnolence. Et les sujets se disaient plus détendus.

→ De fait, les propriétés apaisantes et calmantes de la lavande favorisent le sommeil. Elle est particulièrement indiquée pour tous les problèmes nerveux : anxiété, dépression, faiblesse générale, irritabilité, palpitations, insomnie, stress, chocs nerveux, névralgie.

····› Déposez 2 gouttes de lavande vraie (la *Lavandula officinalis* est la meilleure des lavandes pour la qualité de son huile essentielle ; à ne pas confondre avec le lavandin ou la lavande aspic) sur le revers d'un col de pyjama ou la taie d'un oreiller.

····› Vous pouvez aussi la diffuser dans l'atmosphère quelques minutes avant de vous coucher. Il existe aujourd'hui (si ma grand-mère voyait cela !) des sprays de lavande pour oreiller : une brume à pulvériser sur l'oreiller pour une nuit divinement odorante...

Enfin une tisane de grand-mère avec laquelle on se régale !

····› Nous avons tous gardé de mauvais souvenirs des tisanes que nos grand-mères nous offraient lorsque nous étions malades, enfants. Il en est pourtant une qui réconcilie tout le monde, c'est la tisane de menthe au miel : prenez quelques feuilles de menthe. Versez de l'eau bouillante, ajoutez-y un peu de miel liquide et couvrez. Laissez infuser entre 5 et 20 minutes, filtrez et dégustez, une demi-heure avant de vous coucher.

Les conseils de pharmacie naturelle

Pendant des siècles, les plantes ont été les seuls remèdes des hommes. Loin d'être une médecine de « bonne femme », elles recèlent mille et un principes actifs qui ont fait leurs preuves. Aujourd'hui, les scientifiques et les laboratoires mettent en évidence les propriétés de plantes utilisées depuis la nuit des temps par les guérisseurs et les chamans.

Pour guérir l'insomnie, il existe de nombreuses plantes aux vertus sédatives, hypnotiques et rééquilibrantes très efficaces. Dans la grande majorité des cas, elles peuvent, à elles seules, mettre fin aux troubles du sommeil. Toutefois, si vous prenez déjà des somnifères ou des tranquillisants chimiques, veillez à faire un sevrage progressif et accompagné par un médecin.

La phytothérapie

La phytothérapie trouve sa place dans l'accompagnement de pathologies mineures, aiguës ou chroniques et s'inscrit également dans la prévention active : son action en douceur et en profondeur stimule les réactions normales de défense de l'organisme, en respectant l'équilibre de chacun. Mais attention : les plantes sont des outils naturels et puissants. Il faut garder à l'esprit que tout ce qui est naturel n'est pas forcément bon pour la santé. Beaucoup de plantes doivent être utilisées avec précaution, notamment pour des traitements à terme, car il peut y avoir des surprises (par exemple des contre-indications). Telles plantes sont ainsi contre-indiquées dans tels états physiologiques ou incompatibles avec certains médicaments, d'autres utilisées à mauvais escient peuvent entraîner divers troubles, aggraver des dysfonctionnements. On doit donc les manier avec la plus grande précaution, en particulier lorsque l'on a des problèmes hépatiques ou rénaux ou lorsqu'il s'agit d'en donner aux enfants.

La phytothérapie ne remplace pas la médecine allopathique, elle doit être considérée comme un complément incontournable, utilisée en première intention, en association ou en relais d'un traitement allopathique...

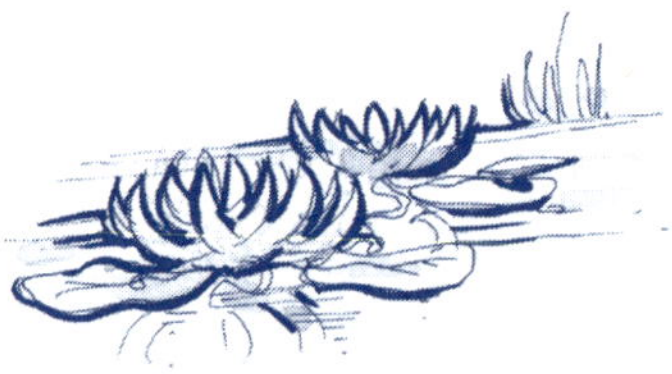

Plusieurs plantes ont un effet « somnifère » :
le nénuphar, le lotus, l'aubépine (cette « amie du cœur » favorise l'endormissement des personnes nerveuses), la valériane (la « plante des mille et une nuits »), la passiflore (agit contre l'anxiété) ou encore le millepertuis (antidépresseur végétal à l'effet soporifique).

On les trouve facilement sous forme de gélules, en pharmacie. Ou dans les magasins bio et diététiques mais attention, les produits ne sont pas toujours de la même qualité. Certaines plantes, seules ou associées, existent également en tisanes aux vertus sédatives.

Demandez conseil à votre pharmacien

⇢ Demandez conseil à votre pharmacien pour ce qui est des doses, modes de préparation et contre-indications. De même si vous hésitez entre plusieurs plantes. Il existe de nombreuses préparations naturelles, disponibles sans ordonnance, à partir de mélanges de plantes. Pour se relaxer, pour préparer un examen, pour retrouver le sommeil, pour faire face à une épreuve... À vous de trouver le mélange qui vous convient.

Comment préparer des remèdes à partir des plantes à la maison ?

⇢ Certes, la plupart des plantes se trouvent sous forme de pilules (ou gélules ou capsules de poudre sèche à avaler). Néanmoins vous pouvez, chez vous, les préparer sous forme d'infusion, de décoction ou de macération. Les modes de préparation varient en fonction de la partie et de la nature de la plante utilisée. L'eau permet d'extraire au mieux les principes actifs de la plante. L'autre moyen utilisé est l'alcool (teintures mères), mais cette forme ne convient pas à tout le monde (notamment aux enfants), même si la quantité d'alcool est faible.

⇢ Infusion

La plante sèche ou fraîche est recouverte d'eau très chaude ou bouillante. Après quelques minutes, remuez légèrement et filtrez. À consommer tout de suite tiède ou froide, mais on peut la conserver au frais 6 à 12 heures.

⇢ Décoction

La plante sèche ou fraîche est mise dans un récipient avec de l'eau froide.
Portez à ébullition et laissez frémir un quart d'heure. Filtrez.
La décoction peut se conserver 2 à 3 jours au froid.

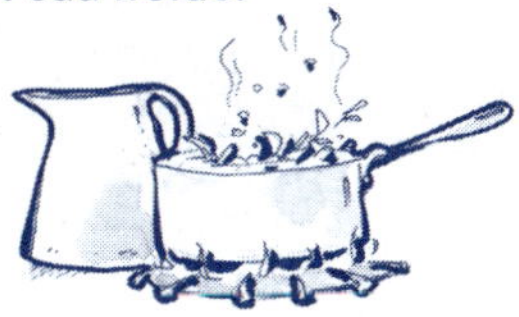

⇢ Macération

On maintient la plante médicinale dans l'eau froide, au frais, pendant 12 à 24 heures. Remuez de temps en temps, filtrez. À utiliser dans les 6 heures.

De l'avoine à la valériane, à la découverte des plantes des mille et une nuits...

⇢ Aspérule odorante (*Asperula odorata*)

L'aspérule odorante contient de la coumarine, qui a une action antispasmodique et facilite la digestion. Elle a également des propriétés sédatives légères. Elle est notamment utile pour ceux qui ont un sommeil haché.
Une cuillerée à dessert par tasse d'eau. Laissez infuser 10 minutes.
ATTENTION : ingérée en quantité trop importante, cette plante peut déclencher des hémorragies internes. Elle est également déconseillée lors de l'allaitement. Enfin, elle a des effets secondaires hépatiques.

⇢ Aubépine (*Crataegus laevigata*)

Selon une croyance populaire, cette plante aurait servi à confectionner la couronne du Christ. Elle réduit la nervosité et l'anxiété des adultes et des enfants, soigne les troubles du sommeil. L'aubépine est généralement prise sur de longues périodes. Elle travaille lentement ; elle prend le temps de connaître le corps et de s'adapter à ses processus physiologiques. Aussi, ses résultats sont lents à se manifester, mais ils seront durables. On ne peut s'attendre à des résultats remarquables avant au moins 6 à 8 semaines.
Les fleurs se préparent en infusion pendant 10 minutes, à raison d'une cuillerée à café par tasse. Prenez-en 2 ou 3 tasses par jour dont une le soir. En cure d'entretien, la prise du soir suffit.
Vous pouvez aussi remplir un bocal de sommités fleuries sèches, recouvrir de cognac et laisser reposer le tout pendant 2 semaines. Filtrez et mettez ce mélange en bouteille. Buvez-en 2 petites cuillerées par jour.

⋯ Avoine (*Avena sativa*)

Légèrement antidépressive, l'avoine convient aux personnes tendues ou apathiques, qu'elles soient enfants ou adultes. Elle favorise la concentration, le sommeil et la capacité d'évoluer sainement dans un univers survolté.

On la consomme essentiellement au petit déjeuner, sous forme de flocons (privilégiez les marques dont l'emballage arbore le label vert AB), mais il existe aussi des boissons au lait d'avoine, des comprimés ou des tisanes. En effet, la tisane d'avoine est réputée être un remède de cheval contre l'insomnie.

La paille d'avoine se consomme en décoction : mettez deux poignées par litre d'eau (environ 30 grammes) et portez à ébullition. Laissez mijoter un bon quart d'heure, laissez refroidir puis filtrez. En boire 3 à 5 tasses par jour rééquilibre le système nerveux et lutte efficacement contre les insomnies (et l'impuissance...).

> **On dit que l'avoine, en paille et en grains, sous un matelas, assure un sommeil de bébé. Vous pouvez aussi mettre des épluchures de pomme séchées dans votre oreiller ou bien encore des fleurs de tilleul ou des cônes de houblon.**

⋯ Ballote (*Ballota nigra*)

La ballote possède des propriétés sédatives, anxiolytiques et antidépressives mises à profit en cas de nervosité, d'anxiété, d'angoisse et de troubles nerveux liés à la ménopause. C'est l'une des plantes les plus sédatives. Dans les cas de troubles du sommeil, on l'utilisera pour favoriser l'endormissement chez les anxieux. Dénuée de toxicité, on peut l'employer chez les enfants et comme alternative aux benzodiazépines. Également utile contre le « pipi au lit » nocturne des enfants.

⋯ Basilic (*Ocimum basilicum*)

Essentiellement tranquillisante, la feuille de basilic convient pour les insomnies liées au stress.

⋯ Camomille allemande (*Matricaria recutita*)

L'usage des fleurs de camomille traite l'insomnie mineure causée par la nervosité et l'agitation. On en fait une infusion que l'on peut boire ou ajouter au bain pour apaiser les nerfs. Pour faire l'infusion, mettez 1 cuillerée à soupe (3 grammes) de fleurs séchées dans 150 millilitres d'eau bouillante pendant 5 à 10 minutes. Buvez-en trois ou quatre fois par jour.

···> Griffonia

Le griffonia est une plante africaine qui agit directement sur le sommeil et les tensions nerveuses. Depuis les années 1980, des centaines d'études ont été menées outre-Atlantique sur cette plante recherchée pour sa teneur élevée en 5-HT. C'est d'ailleurs la plante la plus riche en 5-HT. Cette substance, lorsqu'elle est absorbée ou produite par notre organisme, se transforme en neurotransmetteur, la sérotonine, qui régule notre humeur, notre sommeil et notre appétit. Les études ont confirmé ses propriétés antidépressives (sentiment d'inutilité, léthargie, agressivité, mal-être…). Le griffonia serait même plus efficace que le tryptophane.

ATTENTION AUX CONDUCTEURS : sous 5-HT, une somnolence est possible.

Le griffonia existe en gélules et en comprimés. Il est généralement conseillé de prendre entre 100 et 200 milligrammes (1 à 4 gélules selon le dosage), le soir de préférence car il induit un risque de somnolence dans la journée. Une semaine à 10 jours de traitement et vous commencerez à voir une vraie différence ! Ne dépassez pas 1 mois de traitement, il pourrait y avoir une accoutumance de l'organisme au 5-HT.

À SAVOIR : les femmes sous pilule contraceptive doivent être prudentes : limitez les doses et surveillez les effets, car cette plante diminue les effets de la pilule. D'une manière plus générale, le griffonia est déconseillé aux femmes enceintes et allaitantes.

Ne pas en prendre en cas d'épilepsie.

···> Houblon (*Humulus lupulus*)

Le houblon est un calmant, mais il stimule aussi l'appétit et la digestion. Son action soporifique est particulièrement utile contre les insomnies d'origines nerveuses.

Mettez 1 poignée de cônes pour 1 litre d'eau, faites bouillir puis infuser 10 minutes. Trois tasses par jour.

Ce sont les médecins arabes qui, vers le xe siècle, ont mis en évidence les propriétés sédatives du houblon. Les oreillers de cônes de houblon sont conseillés pour favoriser le sommeil des enfants agités et nerveux. Confectionnez un sachet avec 100 grammes de plante séchée et placez-le dans un oreiller pour faciliter le sommeil.

···> Lavande (*Lavandula officinalis*)

▸ **EN INFUSION :** mettez 1 à 2 cuillerées à café de fleurs ou de feuilles dans une tasse (250 millilitres) d'eau bouillante et laissez infuser de 5 à 10 minutes. Buvez jusqu'à 3 tasses par jour, au besoin. À prendre au coucher pour combattre l'insomnie.

⁘ Lotier corniculé (*Lotus corniculatus*)

Cette fleur jaune a des vertus sédatives. C'est une plante calmante très douce.

Très efficace pour calmer les excitations nerveuses lors de périodes d'examens ou de stress professionnel, elle apaise l'anxiété, et diminue angoisses et insomnies.

Le lotier calme les sensations d'énervement et tous les états incontrôlables tout en laissant l'esprit clair, lucide. On le trouve essentiellement dans les herboristeries, les magasins de produits naturels ou par correspondance. Préférez toujours des plantes issues de l'agriculture biologique.

Le lotier peut être associé à d'autres plantes sédatives, comme l'aubépine, le tilleul ou la passiflore, de façon à augmenter la synergie entre ces plantes apaisantes.

▸ **EN GÉLULES :** 2 ou 3 gélules, deux fois par jour.

⁘ Mélisse (*Melissa officinalis*)

Cette plante est depuis longtemps utilisée sous forme d'infusion pour soigner les troubles légers du système nerveux, notamment l'agitation et l'insomnie. C'est la plante du lâcher prise, celle des personnes qui ruminent sans arrêt. Elle permettrait également de lutter contre l'émotivité. Les herboristes utilisent souvent la mélisse en association avec la valériane pour traiter l'insomnie légère.

Infusez de 1,5 à 4,5 grammes de feuilles séchées de mélisse dans 250 millilitres d'eau bouillante et prenez-en 2 à 3 tasses par jour.

À SAVOIR : les principes actifs de la mélisse séchée étant volatiles, l'infusion des feuilles séchées doit se faire dans un contenant fermé ; sinon, il est préférable d'utiliser des feuilles fraîches.

⁘ Millepertuis (*Hypericum perforatum*) : l'antidépresseur végétal

La médecine populaire l'utilise depuis toujours pour soulager les problèmes d'ordre neurologique. Il est préconisé dans le traitement des insomnies, des angoisses et des dépressions légères. Ce « Prozac » naturel aide notamment à lutter contre les dépressions « réactionnelles » liées à une situation matérielle ou affective difficile.

Mais attention à ne pas dépasser les doses : pris en excès, il provoque des réactions allergiques à la lumière et des malaises.

▸ **EN INFUSION :** 15 à 20 grammes de sommités fleuries pour un litre d'eau. Ne pas dépasser 3 tasses par jour.

▸ **EN GÉLULES :** 1 ou 2 avant chaque repas avec un grand verre d'eau.

Le millepertuis a reçu une autorisation de mise sur le marché (AMM), ce qui fait désormais de lui un médicament, même s'il n'est pas remboursé.

DÉCONSEILLÉ EN CAS DE GROSSESSE ET D'ALLAITEMENT.

Certaines observations, ainsi que les nombreuses études cliniques réalisées ces dernières années, semblent confirmer l'efficacité du millepertuis dans le traitement de syndromes dépressifs. Paracelse recommandait déjà cette plante pour le traitement de la mélancolie !

Aux doses thérapeutiques habituelles, les préparations à base de millepertuis ne présentent pas de danger. Certaines personnes peuvent se plaindre de maux d'estomac ; on conseille de le prendre au moment des repas.

PRÉCAUTIONS D'EMPLOI

Le millepertuis diminuerait l'effet de nombreux médicaments. Ainsi il est vivement déconseillé aux personnes sous chimiothérapie, sous traitement antirétroviral ou sous traitement faisant suite à une greffe. Il ne fait pas bon ménage non plus avec les traitements anticholestérol, les traitements des maladies cardiaques et les traitements anticoagulants.

Ne pas employer conjointement avec d'autres antidépresseurs. Il prolonge le temps de sommeil induit par des narcotiques.

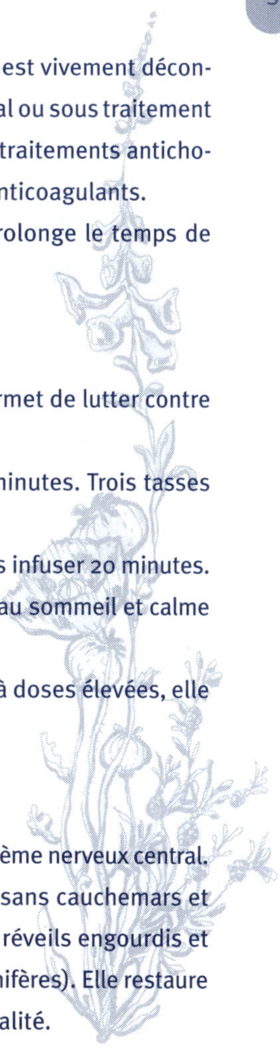

Oranger

Son écorce est sédative pour le système nerveux. En infusion, elle permet de lutter contre l'insomnie.

Trois à quatre feuilles par tasse d'eau bouillante, laissez infuser 15 minutes. Trois tasses par jour.

Une cuillerée à café d'écorce coupée par tasse d'eau. Faites bouillir puis infuser 20 minutes. Une tasse avant chaque repas. La tisane de feuilles d'oranger prépare au sommeil et calme les nerfs.

À SAVOIR : l'eau de fleur d'oranger doit être prise avec parcimonie car, à doses élevées, elle est excitante.

Passiflore (*Passiflora incarnata*) : plante du sommeil

La passiflore, belle liane originaire du Mexique, est un régulateur du système nerveux central. La passiflore provoque un endormissement doux, donne un sommeil sans cauchemars et ne provoque aucun risque d'endormissement dans la journée (fini les réveils engourdis et cette lourdeur qui colle à la peau toute la journée après la prise de somnifères). Elle restaure progressivement chez les insomniaques un sommeil réparateur de qualité.

C'est un excellent moyen de sevrage et un substitut des hypnotiques classiques et des benzodiazépines dont on connaît les effets néfastes à long terme. Le sevrage se fait en réduisant lentement les doses d'hypnotiques et en les remplaçant par la passiflore (associée à l'aubépine, cela améliore l'effet bénéfique). De plus, et ce n'est pas le moindre de ses avantages, la passiflore n'entraîne aucune accoutumance ni aucun effet secondaire.
On trouve aisément des tisanes de passiflore mais aussi des gélules.

- **EN CAS DE NERVOSITÉ :** 1 gélule matin, midi et soir.
- **EN CAS D'INSOMNIE :** 2 gélules au dîner, 2 au coucher.
- **EN INFUSION :** 1 cuillerée à café par tasse d'eau bouillante. Laissez infuser 10 minutes. Trois tasses par jour.

À SAVOIR : elle aide également dans les cures de désintoxication (alcool et tabac notamment).

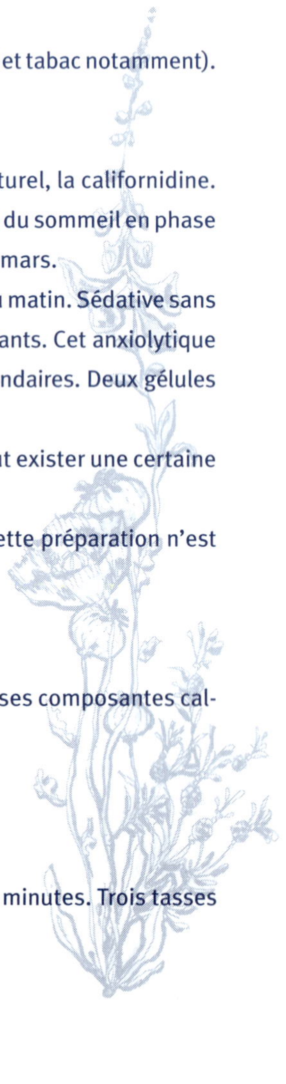

Pavot de Californie (*Eschscholtzia californica*)

Cette plante de la famille des coquelicots contient un hypnotique naturel, la californidine. Ce composé, dénué de toxicité, exerce un effet bénéfique sur la qualité du sommeil en phase d'endormissement mais aussi sur les réveils nocturnes et les cauchemars.
Eschscholtzia est sans effet secondaire, en particulier lors de l'éveil du matin. Sédative sans être narcotique, la plante est particulièrement bien tolérée par les enfants. Cet anxiolytique naturel peut se substituer aux hypnotiques courants, sans effets secondaires. Deux gélules au cours du repas du soir puis deux autres au coucher.
À SAVOIR : de fortes doses diminuent les facultés intellectuelles. Il peut exister une certaine accoutumance à cette plante.
Eschscholtzia existe en teinture mère : contenant un peu d'alcool, cette préparation n'est pas destinée aux enfants.

Reine-des-prés (*Filipendula ulmaria*)

Les insomnies en rapport à des douleurs peuvent être soulagées par ses composantes calmantes et analgésiques.

Saule blanc (*Salix alba*)

L'écorce de saule est recommandée contre l'insomnie.
Une cuillerée à dessert par tasse d'eau bouillante, laissez infuser 10 minutes. Trois tasses par jour.

Une cuillerée à café d'écorce coupée par tasse d'eau. Faites bouillir puis infuser 20 minutes. Une tasse avant chaque repas.

À SAVOIR : le saule calme également… l'excitation sexuelle.

⋯ Tilleul (*Tilia*)

La fleur de tilleul est antispasmodique (contre la nervosité) et hypnotique (contre les insomnies). Sédative du système nerveux, elle a permis à des générations d'insomniaques de s'endormir naturellement avec une simple tisane. Mais attention ! Contrairement à ce que l'on croit habituellement, la prise de tilleul ne peut dépasser 5 grammes par demi-litre d'eau, car au-delà de cette dose, il possède un effet stimulant.

▸ **INFUSION À BOIRE :** faites frémir de l'eau (ne faites pas bouillir) et comptez 2 grammes de fleurs (une bonne pincée) par tasse. Laissez infuser 5 minutes. Remuez et filtrez. Sucrez éventuellement avec du miel. On conseille 2 à 4 tasses d'infusion par jour.

▸ **POUR LE BAIN :** une infusion concentrée, versée dans le bain, calme les enfants et favorise leur sommeil. Dans 3 litres d'eau qui a frémi (mais pas bouilli), laissez infuser 80 grammes de fleurs pendant 5 minutes. Ajoutez à l'eau du bain après avoir filtré.

⋯ Valériane (*Valeriana officinalis*) : la plante des mille et une nuits

La valériane est un remarquable rééquilibrant nerveux. Au Moyen Âge déjà, ses indications thérapeutiques étaient reconnues, valant à cette plante le nom de « guérit-tout ». Sédative et relaxante, elle favorise l'endormissement et améliore la qualité du sommeil sans « assommer ». Elle est préconisée à ceux qui ont des réveils successifs.

Ses effets sédatifs sont aussi reconnus par l'Organisation mondiale de la santé.

Son efficacité a fait l'objet de nombreuses recherches. Depuis la fin des années 1970, une douzaine d'études cliniques portant sur un total d'environ 700 sujets ont démontré que la valériane était plus efficace qu'un placebo et aussi efficace que certains somnifères, calmants et hypnotiques de synthèse, effets indésirables en moins.

▸ **EN INFUSION :** 2 à 3 grammes de racines fraîches ou séchées par tasse d'eau bouillante. Laissez infuser 10 à 15 minutes. Vous pouvez aussi mettre 100 grammes de racines dans un litre d'eau tiède et laisser macérer 12 heures. En boire 3 tasses par jour. La valériane n'ayant pas un très bon goût, il est possible d'ajouter du miel.

▸ **EN BAIN THÉRAPEUTIQUE :** 100 grammes pour une baignoire pleine.

ATTENTION : utilisée à fortes doses pendant plusieurs années, cette plante pourrait entraîner un syndrome de sevrage en cas d'arrêt brusque.

À SAVOIR : cette plante entre par ailleurs dans de nombreux programmes phytothérapeutiques pour arrêter de fumer : elle est une grande aide pour le sevrage.

L'anxiété de l'examen

L'anxiété en période d'examen peut se traduire par une grande inquiétude et un sentiment d'appréhension entraînant parfois des troubles du sommeil. Pour l'éliminer, portez à ébullition 25 grammes de feuilles fraîches de basilic dans 1/2 litre d'eau, couvrez et faites frémir 10 minutes. Filtrez et laissez refroidir. À boire froid.

Les « recettes » du docteur Yves Donadieu [26]

Le docteur Donadieu, médecin et longtemps directeur de collection aux éditions Vigot-Maloine à Paris, est bien connu dans les milieux médicaux et pharmaceutiques pour ses multiples livres et publications sur les thérapeutiques naturelles. Sur son site (www.01sante.com/), il nous livre ses recettes – éprouvées par des années de pratique – pour retrouver le sommeil : « Pour guérir l'insomnie, il existe de nombreuses plantes aux vertus sédatives, hypnotiques et rééquilibrantes très efficaces. Dans la grande majorité des cas elles peuvent mettre fin, à elles seules, aux troubles du sommeil dont vous souffrez. Toutefois, si vous prenez déjà d'importantes doses de somnifères ou de tranquillisants chimiques, veillez à faire un sevrage progressif de ces médications au fur et à mesure de l'amélioration obtenue par le traitement phytothérapique que nous vous recommandons. »

❶ Sur le plan général, pour rééquilibrer votre terrain émotionnel et psychique, première clé du succès dans le traitement de l'insomnie, faites pendant une année :

→ Des cures régulières de **GINSENG** à raison de 2 grammes de poudre totale micronisée, ou 400 milligrammes d'extrait sec (nébulisat) par jour répartis en deux prises (le matin à jeun et une demi-heure avant le repas de midi) en cures de 45 jours par trimestre : une à chaque changement de saison (1er décembre/15 janvier - 1er mars/15 avril - 1er juin/15 juillet - 1er septembre/15 octobre).

→ Une cure continue d'oligoéléments, à raison d'une dose par voie sublinguale tous les matins à jeun, de :

- **LITHIUM** : les lundi, mercredi et vendredi.
- **MANGANÈSE-COBALT** : les mardi, jeudi et samedi.

❷ Sur le plan symptomatique, pour faciliter l'endormissement et provoquer un sommeil profond et réparateur sans aucun effet secondaire, nous vous conseillons principalement la prise de l'une de ces cinq plantes qui tiennent le haut du pavé en ce domaine : l'aubépine, la mélisse, la passiflore, le tilleul ou la valériane, soit isolément, soit encore mieux en association sous forme de spécialités pharmaceutiques qui permettent un dosage beaucoup plus précis que les tisanes ou les décoctions. Quelle que soit la spécialité, prenez les doses indiquées entre parenthèses en deux prises (l'une au moment du dîner et l'autre au coucher) :

⇢ Isolément sous forme de gélules de poudre totale (spécialités les plus prescrites) :

- **AUBÉPINE** : Aubéline* (4 gélules) - Élusane Aubépine* (2 gélules) - Titrex Aubépine* (2 gélules).
- **MÉLISSE** : Arkogélules de Mélisse* (4 gélules).
- **PASSIFLORE** : Effidose Passiflore* (2 flacons-dose) - Élusane Passiflore* (2 gélules) - Titrex Passiflore* (2 gélules).
- **TILLEUL** : Titrex Tilleul* (2 gélules).
- **VALÉRIANE** : Effidose Valériane* (1 dose) - Élusane Valériane* (2 gélules) - Relaxine* (2 comprimés) - Titrex Valériane* (2 gélules).

⇢ En association sous forme de spécialités (liste non exhaustive) : Actisane troubles du sommeil* - Astressane* - Euphytose* - Neuroflorine* - Nocvalène* - Passiflorine* - Sédalozia* - Sédatif Tiber* - Spasmine* - Sympavagol* - Vagostabyl Monin* (dont vous suivrez les doses recommandées par les différents laboratoires fabricants).

⇢ Nous vous conseillons particulièrement la préparation pharmaceutique (à prendre comme précédemment en deux prises) : **NEUROFLORINE*** (solution buvable : 2 à 3 cuillerées à café diluées dans un peu d'eau sucrée avec du miel, ou 4 à 6 comprimés) vendue sans ordonnance (comme toutes les spécialités que nous mentionnons), que nous avons prescrite pendant de très nombreuses années avec toujours d'excellents résultats.

« *En retournant à la nature, on devient sain.* » Lao-tseu

POUR ALLER PLUS LOIN SUR INTERNET : www.naturosante.com/

Sur les plantes hypnogènes **www.oniros.fr/herboristerie.html#HYPNOGENES**

À LIRE : ***Les Plantes qui guérissent*, Sophie Lacoste, éditions Leduc, 2003.**

L'aromathérapie

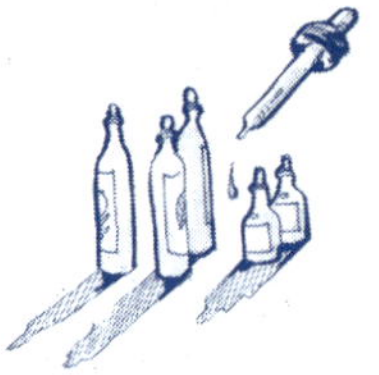

L'aromathérapie utilise des extraits de certaines plantes, que l'on appelle des huiles essentielles (ou HE). Elles sont obtenues par distillation de vapeur d'eau, extraction ou pressurisation de la matière odorante prélevée sur les plantes, et elles contiennent donc des éléments physiques de ces végétaux. Selon l'huile désirée, on prendra tout ou partie d'une plante spécifique pour en extraire la quintessence, la structure biochimique.

Elle aide le corps en modifiant la structure chimique des liquides corporels (la salive, le sang, la lymphe) et en stimulant son réflexe d'autoguérison. Les HE ont également une influence sur les sécrétions hormonales, sur l'équilibre endocrinien et sur les réactions neurovégétatives corporelles.

Pour un usage aromathérapique, seules les essences naturelles conviennent. Elles possèdent des propriétés moléculaires spécifiques, impossibles à recréer en laboratoire. Ainsi, une huile de citron ou de lavande de synthèse sentira délicieusement bon, mais n'aura aucun effet réel sur votre santé, si ce n'est de vous procurer le bien-être dû à une odeur agréable.

Les huiles essentielles de qualité doivent être rigoureusement pures. Soyez vigilant lors de l'achat de vos HE. Un truc ? Une goutte sur un papier buvard ne doit pas laisser de trace durable en séchant.

Pour le sommeil, certaines HE font des miracles... Ainsi, l'oliban (encens), la rose, ou encore le néroli ont un effet sur la glande pinéale, reine de notre sommeil, et en favorisent la stimulation. Prenez le réflexe, elles régalent les sens, libèrent vos émotions et vous détendent en profondeur ! Mais attention, la qualité des HE est primordiale : l'étiquette doit impérativement faire mention des noms français et latin, de la provenance, du distillateur et du label de qualité : ÉCOCERT pour les produits bio, sortant de l'alambic ®...

Vous pouvez déguster 2 gouttes d'huiles essentielles de ravensare aromatique dans 1 cuillerée de miel au dîner et au coucher (ou de marjolaine, de camomille, de myrrhe, d'orange). Ou encore vous masser le plexus solaire (environ 2 ou 3 centimètres au-dessus du nombril) avec de l'huile essentielle de bigaradier (diluez toujours les gouttes d'HE dans une huile végétale).

Le fin du fin ? Faites-vous couler un bain aromatique avec 4 gouttes de lavande et 2 de vétiver ou encore 4 gouttes de bergamote et 2 d'ylang-ylang diluées dans une huile végétale. N'hésitez pas, comme la reine Cléopâtre, à y ajouter 30 millilitres de lait entier. Plongez-y une bonne demi-heure (pas moins de 20 minutes). Enfin, diffusez dans votre chambre de la lavande vraie et versez 2 gouttes de lavande ou d'oranger sur votre oreiller avant le coucher.

Ne mélangez jamais plus de trois HE.

Les précautions à prendre avec les huiles essentielles

Une huile essentielle est une substance active qui peut être dangereuse si elle est mal employée. Il faut donc se renseigner avant d'employer une huile essentielle quelle qu'elle soit.

- Les huiles essentielles sont à éviter pour les femmes enceintes, les personnes âgées ou fragiles, les sujets asthmatiques et les enfants de moins de 3 ans, sauf sur ordonnance d'un naturopathe.

- N'appliquez jamais d'huile essentielle sur les muqueuses ou autour des yeux.

- Les huiles essentielles s'emploient en général très diluées sur la peau. Pures, elles risquent d'être dangereuses. Les huiles essentielles sont solubles dans l'huile ou l'alcool, mais pas dans l'eau.

- Certaines huiles sont photosensibilisantes (ne pas s'exposer au soleil après leur utilisation), d'autres sont allergènes, d'autres encore sont déconseillées en diffusion ou en massage...

- Avant d'utiliser une huile essentielle, effectuez un essai d'application dans le pli du coude : appliquez 1 goutte d'huile essentielle diluée dans 1 cuillerée d'huile végétale à la pliure du bras. Si vous observez une réaction dans les 24 heures, renoncez à cette huile essentielle.

→ N'utilisez JAMAIS d'huile essentielle par voie orale sans l'avis d'un naturopathe ou d'un phyto-aromathérapeute qualifié.

→ Conservez les huiles essentielles hors de portée des enfants : certaines sont des poisons mortels en cas d'ingestion.

En cas de problème

→ N'avalez pas d'huile essentielle (hors prescription médicale). En cas d'ingestion accidentelle, prenez 1 à 10 cuillerées d'huile végétale grasse. Consultez un médecin ou appelez un centre antipoison.

→ Évitez tout contact avec les yeux et les oreilles ! En cas d'accident (huile essentielle tombée dans l'œil ou sur la peau), nettoyez et rincez la partie concernée avec de l'huile végétale (olive, tournesol...). Surtout pas avec de l'eau ! Consultez un médecin.

Enduisez-vous d'huiles essentielles

→ Les huiles essentielles sont des concentrés de plantes très puissantes. Certaines ont des vertus apaisantes, relaxantes et antidépressives.

→ Contre le stress, utilisez aussi les massages.

▸ **POUR SE DÉTENDRE :**
bois de rose, lavande, camomille et jasmin.

▸ **POUR AMÉLIORER LE SOMMEIL :**
ylang-ylang, marjolaine.

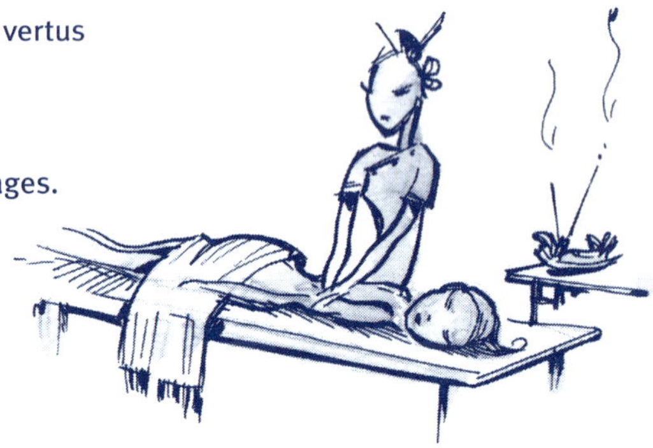

Bain parfumé

→ Le bain aux huiles essentielles est un moment privilégié pour se détendre après une journée stressante. Faites toujours couler l'eau avant de verser les huiles essentielles mélangées à une base lavante neutre ou de l'huile d'amade douce et mélangez-la bien avant d'entrer dans le bain. Ne mettez jamais plus de 4 à 6 gouttes par bain. Sachez profiter du moment et attendre pour vous laver : un produit lavant ferait « tampon » entre votre peau et les huiles et gênerait leur absorption. Un truc : faites comme les Japonais ; ils prennent d'abord une douche pour se laver et, une fois bien propres, se jettent dans le bain juste pour le plaisir...

Le bain apaisant

→ Journaliste à *Psychologies magazine* et pratiquante du zen depuis 10 ans, Flavia Mazelin-Salvi nous conseille, dans *Bien-être zen au quotidien* (Presses du Châtelet, 2006), un bain pour combattre angoisse et anxiété. Idéal en fin de journée ou le week-end :

- 5 gouttes d'HE de bois de rose (*Aniba rosaedora*)
- 5 gouttes d'HE de camomille noble (*Chamaemelum nobile*)
- 3 gouttes d'HE de lavande vraie
- 1 cuillerée à soupe d'huile d'amande douce

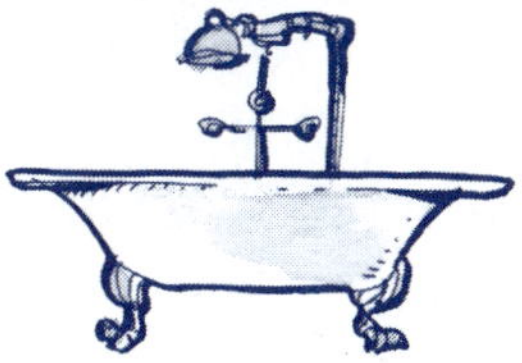

→ Commencez par mélanger les huiles essentielles à la cuillerée d'huile d'amande douce (pour favoriser leur dilution) puis ajoutez le mélange à l'eau du bain.

→ Pendant la durée du bain, gardez les yeux fermés et portez toute votre attention sur votre respiration. Elle doit être ample, profonde et régulière. Vous pouvez aussi mettre en fond sonore une musique relaxante. Durée conseillée : 20 minutes, dans une eau entre 35 °C et 37 °C.

Bain calme intégral

→ 2 gouttes de jasmin, 3 de mandarine.

Les trucs anti-insomnie de Nelly Grosjean, aromathérapeute

→ Pour retrouver le sommeil, Nelly Grosjean connaît les gestes d'urgence :

- Une friction à 17 heures et au coucher avec 20 gouttes d'HE de néroli. À savoir : pour une friction, diluez toujours les huiles essentielles dans de l'huile de germe de blé ou d'amande douce. Pour un enfant, divisez les doses pour adulte par deux.
- Avant le dîner et avant le coucher, préparez-vous une boisson chaude (eau, miel, fructose) avec 3 gouttes d'huile essentielle (HE) d'orange, 2 gouttes d'HE de marjolaine et 1 goutte d'HE de néroli. « Ce traitement fait dormir profondément en quelques jours. »
- Le soir, avant de vous coucher, prenez un bain chaud contenant 10 gouttes d'HE de lavande. Ou bien optez pour une longue douche chaude, suivie d'une friction avec une vingtaine de gouttes d'HE de néroli.

→ Pour parfaire le tout, il est conseillé, une heure avant de se coucher, de brancher un diffuseur électrique d'arômes dans la chambre avec une composition de lavande et d'orange.

▸ **EN CAS D'ANGOISSE OU D'ANXIÉTÉ,** prenez des HE de basilic et de marjolaine, 1 goutte de chaque, trois à cinq fois par jour. Remède antidéprime garanti !

POUR EN SAVOIR PLUS :

Recettes aromatiques d'urgence **de Nelly Grosjean, aux éditions 5 ml.**

La reine lavande

⇢ La lavande donne une huile essentielle qui est magnifiquement résorbée par la peau : 1 goutte au niveau de la plante du pied, puis au niveau des poignets pour finir par le plexus solaire avant la nuit promet un sommeil de qualité et de beaux rêves.

⇢ Utilisez la lavande « vraie », hypnotique léger, en usage interne : 2 à 5 gouttes d'HE par jour, toujours en les diluant dans 1 cuillerée de miel destinée à sucrer un demi-verre d'eau chaude ou dans une tisane. À prendre au coucher pour combattre l'insomnie, voire la journée, jusqu'à trois fois par jour, au besoin.

⇢ Le bain du bonheur

Si vos nerfs vous jouent des tours, angoisse, stress et idées noires ne résistent pas à un bain de lavande. Faites infuser 250 grammes de fleurs sèches de lavande dans 3 litres d'eau pendant 10 minutes. Filtrez et ajoutez à l'eau de votre bain.

Contre le décalage horaire

Les huiles essentielles peuvent vous aider à rester éveillé – ou, au contraire, à vous endormir – et à vous adapter à l'environnement.

⇢ Massez-vous le plexus solaire avec un mélange relaxant de 4 gouttes de bois de santal, 4 gouttes de lavande et 2 gouttes de néroli dans 20 millilitres (4 cuillerées à café) d'huile de support (amande douce, pépins de raisin, tournesol...) pour trouver le sommeil.

⇢ Inversement, 2 gouttes d'une huile fraîche et gaie comme le romarin ou la citronnelle sur un mouchoir vous aideront à rester éveillé pour vous adapter à l'heure locale.

La lavande sur un mouchoir aide contre la nervosité avant le décalage.

Bain de pieds : pour se débarrasser du stress de la journée

⇢ Trempez vos pieds dans une cuvette d'eau très chaude où vous aurez versé 5 gouttes d'huile essentielle de genièvre. Restez 20 minutes environ.

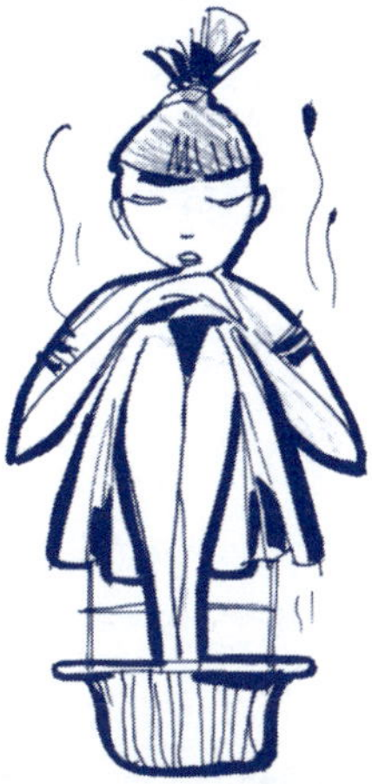

La sympathicothérapie : « éternuer » son stress

Les origines de la réflexologie endonasale sont très lointaines. Elle est née en Chine et en Égypte. Hippocrate (IVe siècle avant J.-C.) l'utilisait pour provoquer des crises d'éternuement et résoudre ainsi certains problèmes. Elle serait particulièrement indiquée pour le stress.

La sympathicothérapie est encore relativement peu répandue en France. À l'instar de l'auriculothérapie, elle stimule des points précis, sur le nez cette fois.

En fait, elle agit sur les muqueuses nasales, au sein même des narines. Pour cela, le praticien utilise un Coton-Tige imbibé d'huiles essentielles pour provoquer un éternuement. Cette technique agirait contre le stress et les tensions diverses.
À suivre…

À LIRE :

La Bible de l'aromathérapie, Nerys Purchon, Marabout, 2001.

L'Aromathérapie, Nelly Grosjean, Albin Michel.

Guide de l'aromathérapie, Monika Werner, Marabout, 2000.

Quid des élixirs floraux ?

C'est en 1929 que le docteur Edward Bach découvrit/constata que les causes véritables des maladies se trouvaient au sein même de l'âme humaine. S'apercevant de l'existence d'une harmonie parfaite dans la nature, il rechercha une thérapeutique efficace et non dangereuse pour la santé de l'homme. Il établit alors des relations entre les fleurs et les états d'âme et fabriqua des élixirs, extraits subtils de fleurs. Plusieurs élixirs floraux (vendus en magasins de produits naturels, mais aussi dans nombre de pharmacies) sont capables de soulager les désordres psychiques et les troubles du sommeil qui en découlent. Ils sont efficaces seuls ou associés à un travail thérapeutique.

- **ASPEN (TREMBLE) :** si vous êtes débordé par une sensibilité non contrôlée et vivez dans un sentiment d'insécurité, de craintes diffuses.
- **HEATHER (BRUYÈRE) :** pour tous ceux qui sont trop obnubilés par leurs problèmes ou qui supportent mal la solitude.
- **HOLLY (HOUX) :** pour les personnes ayant des rapports difficiles avec les autres, pour les coléreux, pour les jaloux, les envieux, ou les soupçonneux.
- **HORNBEAM (CHARME) :** pour tous ceux qui sont fatigués psychiquement, pour retrouver un peu d'énergie et d'enthousiasme !
- **IMPATIENS :** pour les impatients et nerveux, pour ceux qui s'irritent facilement.
- **VINE (VIGNE) :** là encore, c'est le remède du coléreux, de l'agressif, du dominateur.
- **WHITE CHESTNUT (CHÂTAIGNIER BLANC) :** si vous êtes sujet aux tensions nerveuses, n'hésitez pas. Ce remède est notamment conseillé à toutes les personnes ayant des idées fixes et à celles qui n'arrivent pas à tirer les leçons de leurs expériences.

L'élixir « Lavande », utilisé en cas de tensions, peut aussi être utile si vous vous sentez nerveux sans en distinguer les raisons, si vous « moulinez » le soir dans votre lit, si vos pensées oscillent entre une envie de pureté et les contingences matérielles et que vous êtes hypersensible, à tendance manichéenne.

···> Mode d'emploi

Versez 2 gouttes du concentré dans un verre d'eau dont vous boirez une gorgée à intervalles réguliers. Les fleurs peuvent être consommées séparément ou associées les unes aux autres (maximum 7). Pour un usage combiné, ajoutez 2 gouttes de chacune des fleurs choisies dans un flacon à mélange de 30 millilitres, remplissez-le d'eau minérale et prenez 4 gouttes du mélange au moins quatre fois par jour.

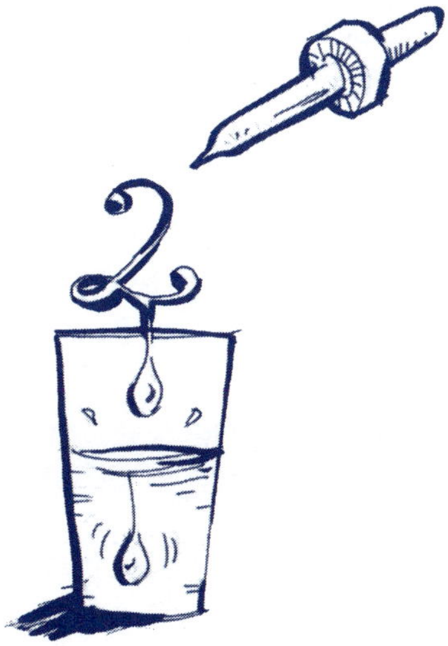

À LIRE :

Fleurs de Bach et harmonie intérieure, Sigrid Schmidt, Vigot, 2001.

La Guérison par les fleurs, Dr Edward Bach, Courrier du livre, 1992.

SUR INTERNET :

www.fleursdebach.fr/

Sur ce site, un questionnaire vous permet de choisir les fleurs les plus adaptées à votre humeur et à vos problèmes actuels.

Les conseils de l'homéopathe

Si la phytothérapie existe depuis la nuit des temps – l'homme a toujours reconnu la vertu des plantes –, l'homéopathie date de la fin du XIXe siècle (1870). Le père de l'homéopathie est Samuel Hahnemann. En 1790, il découvre un peu par hasard qu'un breuvage à base de quinquina guérit la fièvre d'un malade alors qu'il la déclenche chez un homme sain. Ainsi naquit le principe de similitude (une substance très diluée serait capable de traiter les mêmes symptômes que ceux qu'elle provoque lorsqu'elle est administrée à forte dose), l'un des fondements de l'homéopathie, une des deux voies possibles de la thérapeutique selon Hippocrate :

- *Contraria contrariis curantur :* les contraires soignent les contraires.
- *Similia similibus curantur :* les semblables soignent les semblables.

C'est ainsi que, pour ma part, j'avale régulièrement des granules de café (*Coffea cruda*) contre mes insomnies !

Parce que, heureusement, la plupart des insomnies sont passagères, un traitement homéopathique ponctuel est recommandé en première intention. L'homéopathie donne en effet de bons résultats en cas d'insomnie récente et non habituelle, mais traite plus difficilement une insomnie déjà installée. Dans ce cas, l'homéopathie agira par étapes et sera prise au début en complément d'un traitement allopathique. L'homéopathie présente un autre avantage : elle est compatible avec d'autres traitements.

À chacun de retrouver, dans les symptômes (et les remèdes) qui suivent, le profil qui lui correspond le mieux. En homéopathie, en effet, on ne traite pas la maladie mais les symptômes. Ainsi, le traitement sera différent pour chaque insomniaque. C'est pourquoi l'idéal est de consulter un homéopathe, surtout si l'insomnie tarde à passer ou qu'elle s'aggrave. En attendant d'avoir un bilan personnalisé, voici quelques conseils d'homéo-rapide.

Les grands classiques

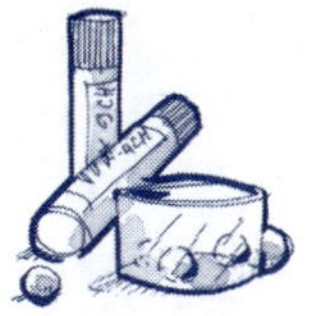

···⁘ Ambra grisea ***(ambre gris)***

Préconisé pour les nuits peu réparatrices, les petites excitations de la journée qui vous suivent dans le lit (une conversation, un souci...), une fatigue qui disparaît dès que vous vous couchez, pour les réveils nocturnes avec anxiété, peur et sursauts...

···⁘ Coffea cruda ***(café vert des plateaux d'Abyssinie)***

Aussi étrange que cela puisse paraître, le café en doses homépathiques est un excellent somnifère... Toujours cet étonnant principe des contraires ! Il est recommandé pour les insomnies dues à une intense activité psychique (idées persistantes dont on n'arrive pas à « décoller »). On retrouve une hypersensibilité de tous les sens, et une impressionnabilité, surtout aux émotions joyeuses et agréables. Idéal aussi si vous entrez en ébullition intellectuelle à l'heure du coucher (comme si vous aviez bu trois cafés pour tenir la nuit !).

···⁘ Gelsemium sempervirens ***(jasmin jaune de Virginie)***

La cause de votre insomnie se trouve dans le futur ; on appelle parfois cela une crise d'anxiété d'anticipation : vous êtes à quelques jours d'une échéance importante inhabituelle (réunion professionnelle, rencontre décisive, examen de santé, permis de conduire, prise de parole en public...) et vous avez peur de ne pas réussir, de ne pas être à la hauteur. Vous tremblez, avez l'impression que votre cœur va s'arrêter, vous avez envie d'uriner et avez parfois même la diarrhée. Le gelsemium 9 CH est aussi recommandé lorsque vous venez d'apprendre une mauvaise nouvelle.
Une dose la veille au soir et une autre le matin même permettent la plupart du temps d'éviter de perdre ses moyens. Gelsemium 9 CH peut aussi être pris de manière plus régulière pendant une période d'examen ou pendant une période professionnelle intense.

···⁘ Ignatia amara ***(fève de saint Ignace)***

Vous faites une dépression réactionnelle causée par un chagrin, un deuil, une rupture, une contrariété, une vexation. Votre tempérament est nerveux, irritable, votre humeur est changeante, chagrine, avec une fatigue prononcée. Vous soupirez bruyamment, vous avez la sensation d'avoir une boule dans la gorge. Votre sommeil est agité.

···› Kalium phosphoricum

Vous êtes surmené intellectuellement. Ce remède s'avère bénéfique si vous manquez de résistance nerveuse ou si vous traversez une période de dépression sur le plan physique ou intellectuel.

···› Nux vomica (*noix vomique*)

Recommandée pour les insomnies dues à une intense activité psychique, notamment chez les sujets hyperactifs, surmenés, abusant fréquemment des excitants (café, tabac, voire alcool) ou ayant fait des excès alimentaires. Idéale aussi après une conversation orageuse... Préconisée en cas de difficultés d'endormissement du fait d'un bouillonnement d'idées, de réveils nocturnes (souvent vers 4 heures du matin) avec difficultés à retrouver le sommeil, de rêves agités et de réveils laborieux (tout le monde n'en a pas ?). Également pour ceux qui souffrent de sentiment de culpabilité (voilà un sentiment oppressant qui empêche de dormir des générations d'hommes et de femmes depuis la nuit des temps...).

Le top trois du sommeil !

- **IGNATIA AMARA** : si vous avez eu une contrariété ou un chagrin.
  En 9 CH, 3 granules 3 fois par jour.
- **GELSEMIUM** : LE remède de l'insomnie par trac ou anticipation.
  En 9 CH, 3 granules 3 fois par jour.
- **NUX VOMICA** : le remède des surmenés et des excès alimentaires.
  En 9 CH, 3 granules 3 fois par jour.

Le top trois du stress

GELSEMIUM traite le trac par anticipation avec tremblements, mains moites et tendance diarrhéique, tandis qu'**IGNATIA** s'adresse au type « boule dans la gorge, sanglots et palpitations » et qu'**ARGENTUM NITRICUM** est efficace pour les gens agités aimant finir avant de commencer !

···› Consultez !

Il est illusoire de vouloir s'attaquer seul, avec l'homéopathie, à des troubles chroniques du sommeil. Des perturbations temporaires, dont les raisons sont clairement identifiées (stress, trac, excès alimentaires...), peuvent être appréhendées par l'automédication, mais il est indispensable de s'adresser à un praticien pour des insomnies rebelles.

Conseils pour prendre un remède homéopathique

→ **ÉVITEZ DE TOUCHER LES GRANULES.**

→ Prenez-les 10 minutes avant le repas ou 1 heure après et faites-les fondre sous la langue. Respectez les mêmes délais avec le café ou la cigarette.

→ **NE LES AVALEZ PAS ET NE LES CROQUEZ PAS.**

→ Les doses sont versées en entier directement sous la langue où il faut les laisser fondre.

→ Il est par ailleurs préférable d'écarter pendant le traitement les produits à base de camphre, de menthe, de menthol et d'utiliser un dentifrice non parfumé à la menthe.

Menthe et homéopathie

→ Il vaut mieux s'abstenir de consommer de la menthe (dentifrice, chewing-gum, infusion) au moment de la prise des médicaments car celle-ci diminue l'action de l'homéopathie en interagissant au niveau des muqueuses. En effet, elle a le pouvoir de resserrer les micro-vaisseaux par lesquels s'infiltre la salive qui contient les principes actifs du traitement homéopathique. Si vous ne pouvez l'éviter, laissez un intervalle de 2 heures avant ou après la prise.

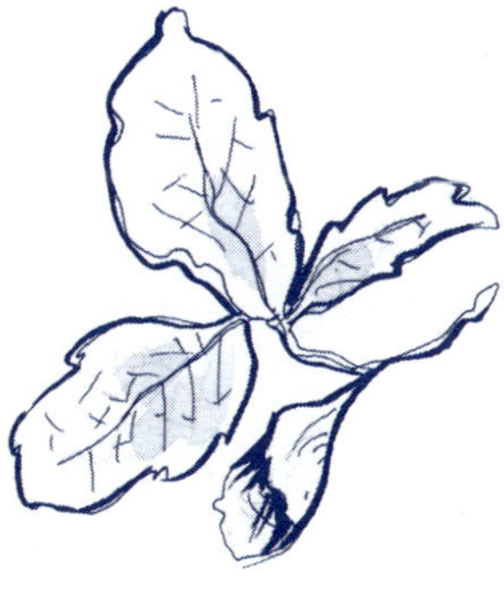

Peut-on prendre des remèdes chimiques et homéopathiques en même temps ?

→ Les médicaments chimiques et homéopathiques agissent de manières totalement différentes et il n'y a pas d'interaction entre eux. Pour autant, il est judicieux de respecter un intervalle d'une heure entre la prise du médicament homéopathique et celle du médicament chimique, car ce dernier diminuerait l'action de l'homéopathie.

À chaque symptôme ses granules

Chaque symptôme d'insomnie a ses granules ! Après avoir repéré la préparation qui semble le mieux convenir à votre problème...

Les difficultés d'endormissement

⇢ Ce sont les plus fréquentes. Elles sont la plupart du temps associées à un afflux excessif de pensées, liées aux événements de la journée. Ça s'emballe et impossible de les arrêter : vos pensées ont pris toute la place... Vous ruminez les problèmes de la journée ou anticipez déjà ceux de demain ? Stop ! Prenez 5 granules au coucher :

- Après une bonne nouvelle : **COFFEA CRUDA 9 CH.**
- Après une mauvaise nouvelle : **GELSEMIUM 9 CH.**
- Après un gros effort, une séance de sport intensive : **ARNICA MONTANA 9 CH.**
- En cas d'excès de soucis ou de travail : **KALIUM PHOSPHORICUM 9 CH.**
- Avant un événement redouté : **GELSEMIUM 9 CH.**
- Après une maladie : **EUPATORIUM PERFOLIATUM 9 CH.**
- Les soucis de la journée trottent dans la tête : **NUX VOMICA 9 CH.**
- Vous pensez trop pour vous endormir ? **IGNATIA AMARA 9 CH** ou **COFFEA CRUDA 9 CH.**

⇢ Pour ma part, bien que le fait de prendre des granules homéopathiques de café pour m'endormir m'ait un peu surprise, **COFFEA** fait des merveilles ! Sur les conseils de mon homéopathe, si au bout d'une semaine il n'y a pas de rétablissement du sommeil, je passe à 5 granules au dîner puis 5 granules au coucher. Il y a des périodes difficiles où cela me sauve quelques cycles de sommeil.

Les réveils nocturnes (entre 1 heure et 3 heures du matin)

⇢ Vous vous endormez presque comme un bébé mais vous vous réveillez au milieu de la nuit sans arriver à retrouver le sommeil.

⇢ L'heure du réveil, à elle seule, indique le traitement adapté. En effet, le comportement semble lié à l'horaire :

- **Le réveil entre 1 heure et 3 heures est celui de l'insomnie anxieuse.** Il est souvent accompagné de crises d'angoisse et d'agitation : **ARSENICUM ALBUM 15 CH.** Ce médicament est préconisé d'une manière générale contre l'angoisse, la peur de la nuit, la peur d'être seul, la peur de mourir… **ARSENICUM ALBUM** (arsenic) relève d'une clinique précise. Suivez les conseils de votre homéopathe.

- Vers 3 heures, le réveil s'accompagne de cogitation sur des soucis : **NUX VOMICA 15 CH.**
- Réveil vers 4 heures, avec un sentiment d'oppression : **KALIUM CARBONICUM 9 CH.**

Les réveils matinaux prématurés (à partir de 4 heures)

⇢ Le réveil entre 4 et 6 heures est parfois révélateur d'un état dépressif. Le traitement symptomatique s'avère donc peu efficace. On peut néanmoins essayer, à raison de 5 granules au réveil et au coucher :

- **KALIUM PHOSPHORICUM 9 CH :** chez un sujet surmené intellectuellement, avec soucis professionnels et excès sexuels. Les journées sont difficiles, avec fatigue, irritabilité, troubles de la mémoire.
- **PHOSPHORICUM ACIDUM 9 CH :** ce remède se place plutôt dans un cadre dépressif et d'indifférence au travail, suite à un deuil ou à des soucis prolongés.
- **THUYA OCCIDENTALIS 9 CH :** insomnie liée à la dépression et/ou à des phobies.

Cas particuliers

⇢ Le jet-lag

Pour les déplacements fréquents et les décalages horaires, un remède : **COCCULUS INDICUS 7 À 9 CH.** Ce remède convient à tout ralentissement intellectuel avec fatigue et irritabilité consécutives à des perturbations des rythmes du sommeil. Il sera donc tout à fait indiqué dans la prise en charge du jet-lag. Il convient en outre au mal des transports. Il peut se prendre dès le début du voyage, au cours du vol et tant que persistent les symptômes. Trois ou quatre prises par jour.

⇢ Le syndrome des jambes sans repos

Pour ceux qui se réveillent la nuit car ils souffrent du syndrome d'impatience des membres inférieurs, LE médicament existe : **ZINCUM METALLICUM 9 CH** (3 granules au réveil, 3 au coucher).

Les crises d'angoisse

Plus profondes que l'anxiété, elles perturbent l'endormissement. Si le sujet parvient à s'endormir, elles peuvent réveiller, générer des cauchemars.

- **ACONIT :** l'angoisse du corps et de l'esprit, l'agitation, l'inquiétude, surviennent brutalement.

L'angoisse est générale, intense, pouvant conduire à la panique. Elle est souvent sans objet précis et il semble que rien ne puisse la calmer. À utiliser ponctuellement en 15 CH, en prise unique. Toujours en avoir une dose à portée de main chez les grands angoissés. L'effet est très rapide.

- **ARSENICUM ALBUM** : lorsque l'angoisse apparaît à la tombée de la nuit et que les troubles sont aggravés entre minuit et 3 heures du matin. On peut retrouver la peur de mourir. L'agitation pousse à changer continuellement de place dans le lit. En 9 CH au coucher.
- **CAUSTICUM** : chez un sujet triste et déprimé, fatigué, peu actif et très critique. Les peurs sont également très présentes, compassion pour les proches, pour les inconnus (grande sensibilité aux problèmes des autres, aux événements noirs du journal télévisé...), agitation nocturne des jambes. En 9 CH au coucher.
- **PHOSPHORUS** : l'anxiété se manifeste déjà au crépuscule, le sujet s'endort tard et se réveille souvent du fait de peurs, de frayeurs, d'une hypersensibilité. Il craint le noir, la maladie, la mort... Le sommeil n'est pas réparateur. En 9 CH au coucher.

Petits trucs

- Si vous grincez des dents la nuit : **BELLADONA 9 CH,** 3 granules 3 fois par jour.
- À la suite de veilles prolongées : **COCCULUS INDICUS 9 CH,** 3 granules 3 fois par jour.
- Pour ceux qui ont tendance aux palpitations et aux spasmes qui empêchent l'endormissement : **VALERIANA 9 CH,** 3 granules 3 fois par jour.
- Si l'insomnie concerne un enfant : **CHAMOMILLA 7 CH,** 3 granules 3 fois par jour (avec cauchemars, donnez-lui 10 gouttes de **VALERIANA 6 DH** et 2 granules d'**IGNATIA AMARA 9 CH**).

L'homéopathie permet aussi d'éviter les cauchemars

Le médicament : **STRAMONIUM.**

- Cauchemars causés par un traumatisme : **ARNICA MONTANA.**
- Cauchemars professionnels : **NUX VOMICA** ou **LACHESIS MUTUS.**

→ À prendre en 9 CH, 5 granules au coucher.

Mes principales sources :

Guide familial de l'homéopathie, Alain Horvilleur, Marabout, 1997.

Le Guide de l'homéopathie, Dr Bernard Chemouny, Odile Jacob, 2004.

L'Homéopathie. Remèdes et traitements de A à Z, Catherine Trouvé, Eyrolles Pratique, 2004.

Terreurs nocturnes des enfants

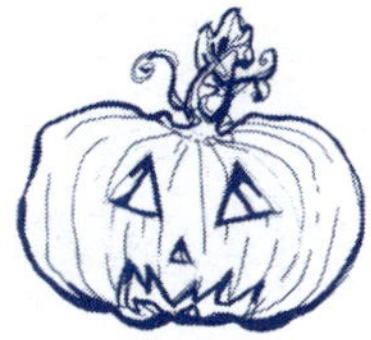

Lors des terreurs nocturnes, l'enfant s'assied, l'air hagard, ne reconnaît personne et se cramponne à ceux qui l'entourent. Il est calmé par la lumière, les caresses. Il est difficile, voire impossible, de le réveiller. L'homéopathie fonctionne très bien dans ce domaine.

Les principaux remèdes
(5 granules à prendre au coucher, généralement en 9 à 15 CH)

- **STRAMONIUM :** l'enfant a besoin d'une lumière pour s'endormir et réclame une présence. Il dort mieux s'il partage sa chambre avec un frère ou une sœur. Il grince des dents en dormant et crie.
- **KALIUM BROMATUM :** il grince des dents, crie la nuit et reste inconsolable. À noter, une agitation des mains jour et nuit.
- **HYOSCYAMUS NIGER :** les terreurs sont souvent provoquées par une excitation ou de la peur. Se méfier de la télévision le soir. L'enfant parle en dormant, croit voir des animaux dans sa chambre. À noter une jalousie quasi constante.
- **ZINCUM METALLICUM :** l'enfant crie et grince des dents en dormant. Il bouge beaucoup, surtout les jambes.
- **KALIUM PHOSPHORICUM :** l'enfant crie et parle durant son sommeil. Les terreurs sont liées à un surmenage intellectuel.
- **SILICEA :** le sommeil est très agité. L'enfant est souvent somnambule, fait de nombreux cauchemars et se réveille en sursaut, très anxieux. Il demande à être très couvert.
- **TARENTULA :** le sommeil est agité, avec cauchemars et terreurs nocturnes. Il fait des mouvements de balancement pour s'endormir. Ce remède est indiqué chez des enfants hyperactifs.

Pour aller plus loin, sur Internet :

www.homeoint.org : le site de Homéopathe international est le plus visité. Il propose plus d'une centaine de livres en ligne.

www.membres.lycos.fr/naturosoft/

www.eutraco.com/sante

www.boiron.fr : centre de documentation des laboratoires Boiron et Dolisos.

Les conseils du nutritionniste

Un bon sommeil se prépare aussi avec une bonne alimentation. Certes, les dîners entre amis sont excellents pour notre moral, mais ils ne favorisent pas un sommeil de qualité. La « diététique » du sommeil privilégie en effet les dîners légers, riches en sucres lents, pauvres en graisses... et pas trop arrosés ! De fait, un repas lourd et tardif est le meilleur moyen de rater le train du sommeil. Ne mangez pas trop, pas trop tard et pas trop gras. Et si vous faites des extras – et il en faut ! –, redressez la barre les jours qui suivent...

Combien d'insomnies pourraient être évitées avec des repas moins copieux et de meilleurs choix nutritionnels ! On a tendance à oublier que de nombreuses insomnies et nuits agitées sont causées par des problèmes de digestion... Laissez s'écouler au moins 2 heures entre le dîner et le coucher. Les aliments trop riches pris au cours du repas du soir ne franchissent le pylore (sortie de l'estomac) que 5 heures après leur ingestion !

Si vous suivez ce programme, votre organisme, équilibré et reconnaissant, sera prêt pour une belle et bonne nuit de sommeil. Sans oublier que le stress peut être atténué, augmenté ou corrigé par nos choix alimentaires...

« Que ta nourriture soit ton médicament, que ton médicament soit ta nourriture », implorait déjà Hippocrate au IVe siècle avant J.-C.

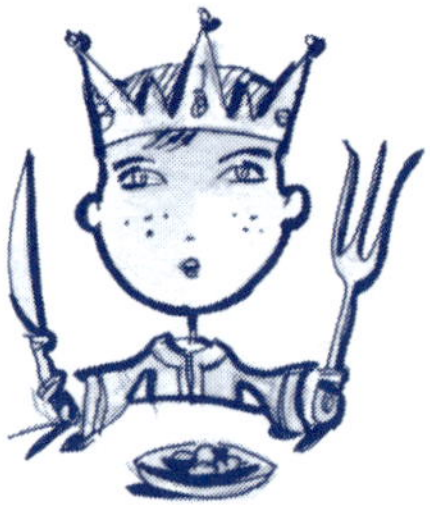

La règle d'or du nutritionniste

Respectez l'adage qui veut que
l'on doive petit-déjeuner comme un roi,
déjeuner comme un prince
et dîner comme un pauvre !

Les principales règles d'hygiène alimentaire

Ne sautez pas le repas du soir : en se couchant à jeun, on risque d'être réveillé par des crampes d'estomac, ou une fringale. Des expériences chez l'animal ont montré que le jeûne peut supprimer totalement le sommeil.

« Le sommeil, faites-y attention, est bien plus tyrannique que la faim », soulignait avec raison le philosophe Alain.

Écartez les excitants

Café, thé et boissons à base de cola sont à éviter durant l'après-midi. Même le chocolat (dont l'un des constituants, la théobromine, est proche de la caféine), peut avoir un effet excitant s'il est consommé en grandes quantités.

→ Un petit verre de vin peut effectivement enclencher le processus de détente qui vous aidera à trouver le sommeil. Au contraire, une quantité excessive d'alcool risque d'avoir un effet excitant et de provoquer des réveils intempestifs, 3 ou 4 heures plus tard.

Ne mangez pas trop ni trop tard !

Le sommeil demande une température interne relativement basse. Or la digestion augmente la température corporelle. Si le repas du soir est très abondant, ce phénomène est plus marqué et plus prolongé, ce qui bien sûr risque de compromettre le repos de la nuit. Un repas qui contient trop de matières grasses peut rester sur l'estomac, d'autant que la digestion en position allongée s'en trouve ralentie.

→ Toujours pour la même raison, même si l'on dîne raisonnablement, il est préférable d'attendre au moins 1 heure ou 1 h 30 après le repas pour se coucher : pas question de se mettre au lit en sortant de table !

Optez pour les sucres qui font dormir

Les aliments riches en amidon (pâtes, riz, pommes de terre, pain...) et les aliments sucrés (en particulier le miel) ont la réputation de venir en aide aux insomniaques.

Cette action bénéfique s'expliquerait par une augmentation du taux de glucose dans le sang ou encore par le fait qu'ils favorisent dans l'organisme la production de sérotonine, un neuromédiateur aux propriétés sédatives.

→ Si vos troubles du sommeil sont liés à des angoisses, c'est que vous manquez peut-être de magnésium. De nombreux troubles du sommeil étant liés à une carence en magnésium, veillez à avoir une alimentation riche en cet ion fondamental :

- soit en mangeant davantage d'aliments et en buvant certaines eaux riches en magnésium,
- soit en prenant une spécialité pharmaceutique à base de sel de magnésium (chlorure, lactate, pidolate, etc.) à la dose de 200 milligrammes d'ion magnésium par jour (deux prises matin et soir au moment des repas).

→ Si vous êtes réveillé au cours de la nuit, buvez un verre de lait cacaoté ou bien mangez un carré de chocolat noir aux amandes avec un yaourt.

Quelle position adopter pour dormir quand on a des problèmes de digestion ?

- **En dormant sur le côté, vous facilitez la digestion et la descente du bol alimentaire dans les intestins.**
- **Évitez de boire avant de vous coucher...**

Vous reprendrez bien un peu de tryptophane ?

Qu'est-ce que le tryptophane ? C'est un acide aminé qui intervient dans la synthèse de la sérotonine, hormone libérée par notre cerveau et qui intervient notamment dans le mécanisme du sommeil. Pour fabriquer de la sérotonine, les glucides ne suffisent pas. On a besoin d'une matière première essentielle, d'un acide aminé issu des protéines alimentaires : le tryptophane. Or, l'organisme ne peut l'élaborer. Il doit donc provenir d'une source extérieure. S'il vient à manquer, on a le moral à plat, on est irritable, instable, agressif, un peu déprimé, avec en prime de sérieux problèmes de sommeil. C'est un tranquillisant naturel.

Où le trouve-t-on ? Dans les protéines de la dinde, du poulet, du poisson, des lentilles et des produits laitiers en particulier. C'est la raison pour laquelle un verre de lait chaud est également conseillé avant de se coucher, ou au milieu de la nuit en cas d'insomnie : le lait contient lui aussi du tryptophane. On en trouve également dans le riz complet, la banane, le maïs ou le gingembre. Pour bien dormir, prenez-en dès le déjeuner.

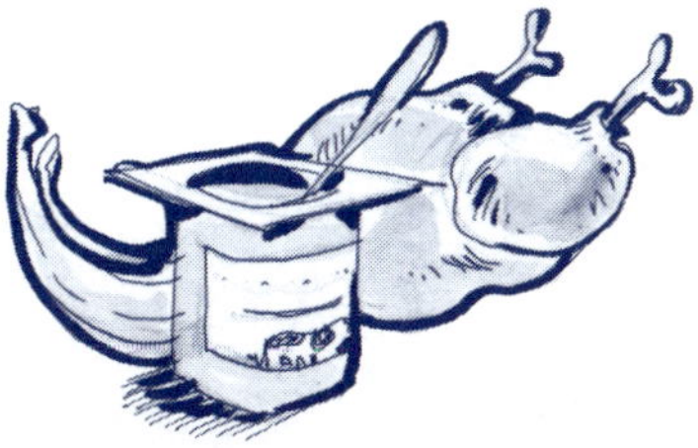

Le spécialiste nous livre son menu personnel : de la viande à midi, mais pas trop cuite (cet acide aminé est fragile). Ou encore du soja ou des produits laitiers (buvez surtout le petit-lait, liquide dans lequel baignent le yaourt, la faisselle ou le fromage blanc). Pourquoi à midi ? Pour redistribuer le tryptophane tout le reste de la journée, jusqu'au soir. Et pour optimiser l'activité de la sérotonine, prenez du magnésium (chocolat, germe de blé, noix, pain, eaux minérales) sur le coup de 17 heures.

À table ! Que choisir ?

Aliments à privilégier

Certains aliments contiennent de la mélatonine et du tryptophane. La consommation de ces aliments, surtout au repas du soir, peut favoriser le sommeil.

- La mélatonine est présente dans l'avoine, le maïs, l'orge, le riz, les tomates et les bananes, et on peut retrouver du tryptophane dans le lait, la crème glacée, le yaourt, le fromage cottage, la dinde, le poulet, le foie de poulet, les noix et les arachides.

- Les hydrates de carbone complexes ont aussi pour effet d'augmenter le taux de tryptophane dans l'organisme. Les pâtes alimentaires, le pain et les céréales auront un effet calmant, propice à une bonne nuit de sommeil. Mais attention : les sucres lents tels que pâtes, riz, féculents sont à consommer avec modération. En grosses quantités, ils retardent l'arrivée du sommeil !

Aliments à éviter

L'alcool, le tabac et la caféine (on la trouve dans le café, bien sûr, mais aussi, par exemple, dans le thé, le cacao et les noix de cola) contiennent des stimulants qui peuvent troubler le sommeil ; la nicotine et la caféine retardent le sommeil tandis que l'alcool peut l'interrompre pendant la nuit.

⇢ La nicotine est un stimulant ; fumer le soir peut retarder l'endormissement, augmenter les réveils nocturnes et provoquer un sommeil plus léger.

⇢ L'alcool peut avoir une action sédative ; cependant, en fonction des quantités, ses effets diminuent au cours de la nuit, provoquent de nombreux réveils et altèrent la qualité du sommeil. On parle de lui comme d'un « ravisseur » du sommeil. En effet, s'il favorise l'endormissement, le sommeil reste léger, car les phases de sommeil profond sont interrompues. Cela signifie que l'effet de repos est quasiment nul. De plus, l'alcool peut augmenter les problèmes respiratoires (apnées, ronflement).

⇢ La conjugaison alcool + tabac est susceptible d'entraîner une insomnie très prononcée au petit matin.

⇢ On recommande d'éviter le café et les produits qui contiennent de la caféine, comme le thé et les colas, 6 heures avant de se coucher, et de s'abstenir de fumer et de consommer de l'alcool au moins 2 heures avant. L'alcool est un faux ami, qui semble faciliter l'endormissement mais finalement diminue les facultés de récupération.

⇢ Évitez les graisses animales (beurre – remplacez-le par une huile de première pression à froid – et fromages gras – préférez-leur les fromages à pâte dure) et tout particulièrement la viande rouge. Optez, autant que possible, pour un repas léger de type végétarien. Les produits sucrés sont à écarter : ils provoquent un taux de sucre élevé dans le sang, reconnu comme excitant.

⇢ Les repas copieux, riches en matières grasses, peuvent être la source de divers troubles digestifs et causer des insomnies. Il est préférable de les éviter le soir, surtout si on se couche peu de temps après le repas.

Ceux qui consomment de grandes quantités d'alcool présentent un sommeil « prématurément vieilli », caractérisé par de multiples réveils, de nombreux changements de phase et une réduction du sommeil récupérateur.

À savoir

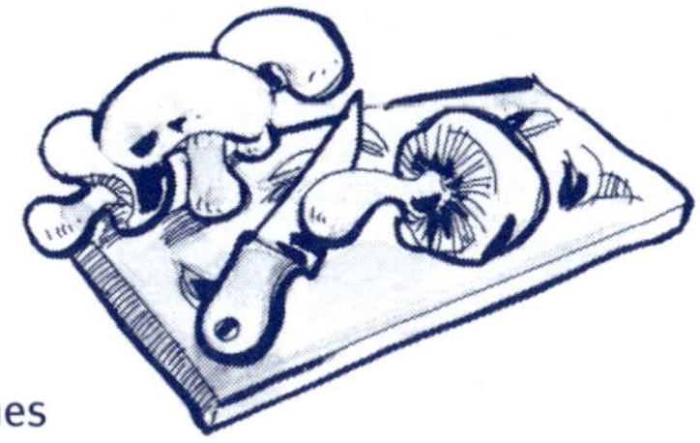

Faites une cure de champignons !

→ Gastronomiques, les champignons des bois sont aussi chargés de vitamines (c'est l'un des légumes les plus concentrés en vitamines du groupe B) et d'oligoéléments. Phosphore, magnésium et sélénium agissent sur l'équilibre du système nerveux et permettent de lutter contre le stress et les difficultés d'endormissement. N'hésitez pas à faire une cure en automne !

Attention aux brûlures d'estomac !

→ Manger trop vite peut provoquer des brûlures, de même que les tomates, les préparations à la tomate et les aliments épicés. La position couchée ne fait qu'aggraver la douleur. Et si vous vous endormez alors que le malaise persiste, vous vous réveillerez probablement pendant la nuit.

Ne buvez pas trop avant le coucher

→ Quelle que soit la boisson ingérée, elle vous fera lever la nuit pour uriner. Diminuez toute absorption de liquide avant d'aller au lit. Cela vous donnera de bonnes chances d'avoir un sommeil ininterrompu.

La soupe à l'oignon !

→ L'oignon contient une substance très légèrement sédative, la quercitine. Il était utilisé dans l'Égypte ancienne pour favoriser le sommeil.

La laitue, la salade apaisante

Régalez-vous d'une laitue au repas du soir. Sous ses airs de petite fille toute simple, la laitue cache des vertus thérapeutiques inattendues : elle est capable de calmer les nerfs et de vous faire tomber dans les bras de Morphée...

La présence d'une substance hypnotique douce, proche de l'opium (sans ses effets secondaires), le lactucarium, la rend précieuse pour les phytothérapeutes : elle apaise le système nerveux sans créer d'accoutumance. Le lactucarium est contenu dans le suc laiteux de ses grosses nervures qu'il vous faut donc conserver lors de l'épluchage de la salade. Crue, elle n'aurait aucun effet soporifique. Cuite, en décoction, elle agirait sur le système nerveux. Dans *Se soigner par les légumes, les fruits et les céréales*, le docteur Valnet la met à l'honneur pour soigner les insomnies et lutter contre les excès de nervosité.

⇢ Faites bouillir 75 grammes de feuilles dans 1 litre d'eau pendant une demi-heure et filtrez. Le docteur Valnet conseille de prendre 3 tasses par jour de cette « tisane », entre les repas.

⇢ Laissez-vous tenter par une mandarine au dessert : le brome qu'elle contient en grande quantité lui confère son action sédative très utile dans le nervosisme et les insomnies.

⇢ **À savoir :** la prise d'une tisane tard le soir, bien que dépourvue d'effet toxique, peut entraîner une nycturie principalement chez les personnes âgées.

⇢ **Le miel a mille indications thérapeutiques**

- Contre l'insomnie, préférez le miel « toutes fleurs », le miel d'oranger et le miel d'aubépine.
- Avant de vous coucher, diluez-le dans un grand verre de lait chaud. Vous pouvez aussi ajouter quelques gouttes de fleur d'oranger. Si vous êtes insomniaque, vous pouvez essayer une autre recette qui consiste à mélanger 2 cuillerées à café de vinaigre de cidre avec 2 cuillerées de miel. Diluez le tout dans un verre d'eau. Prenez-en 2 cuillerées à café avant de vous coucher ; à réitérer toutes les heures jusqu'à trouver le sommeil.

Fruits de mer sur ordonnance !

Une déficience en fer ou en cuivre peut retarder le moment de l'endormissement et altérer la qualité du sommeil. Si cela devient systématique, n'hésitez pas à vous offrir un plateau de fruits de mer au dîner plus régulièrement ! Si vous n'aimez pas ça, vous pouvez opter pour les lentilles.

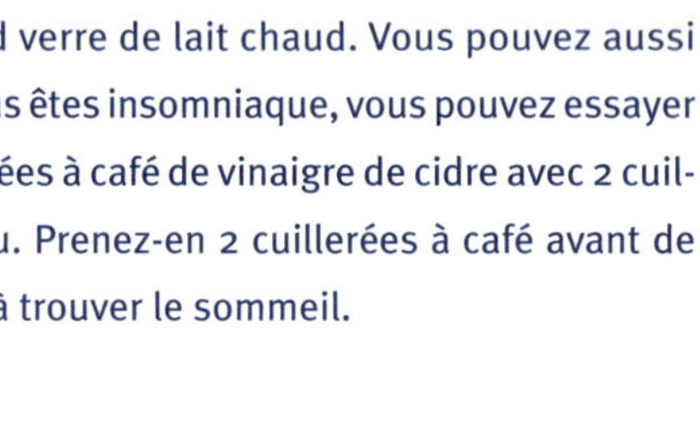

Le somnambulisme alimentaire

C'est une forme de somnambulisme pendant laquelle la personne mange – au lit ou dans sa cuisine –, sans en garder le moindre souvenir le lendemain. Ce trouble du comportement survient le plus souvent lors de régimes contraignants. La personne somnambule a alors tendance à s'autoriser ce qu'elle s'interdit dans la journée !

Expression : « qui dort dîne »

Selon le dicton, dormir suffirait à faire disparaître toute sensation de faim ou l'on sous-entendrait que le sommeil a une valeur nutritive quelconque. Or même si une nuit de sommeil est nécessaire et réparatrice pour le corps, ne pas manger avant d'aller se coucher risque fort de faire se relever la nuit pour aller piocher dans le frigo, car même si le métabolisme et la digestion sont ralentis, le corps consomme toujours de l'oxygène et de l'énergie, c'est pourquoi il est recommandé de manger léger avant de se coucher.

L'erreur vient de ce que cet adage était en réalité l'enseigne des auberges autrefois, indiquant clairement que le voyageur qui prenait une chambre devait aussi dîner sur place.

Théine et caféine

« *Thé et café donnent de l'esprit à ceux qui en ont*
et des insomnies à ceux qui n'en ont pas. » VERLET

La caféine a été découverte en 1820 par Runge, la théine en 1827 par Oudry, puis on s'aperçut, quelques années plus tard, que ces deux éléments étaient en vérité un seul et même alcaloïde. En effet, la caféine est l'alcaloïde principal du thé. La « théine » représente entre 2,5 et 5 % du thé et cette teneur varie selon le matériel végétal, les régions... Plus une feuille est vieille, moins elle contient de théine. La caféine est un excitant du système nerveux. Elle bloque l'action d'une substance « antistress » sécrétée par l'organisme, l'adénosine. Prenant la place de l'adénosine sur certains récepteurs spécifiques de cette substance, la caféine annule ses effets. Du coup, au lieu de se relaxer, l'organisme est sous tension.

Sachez tout de même que l'arabica (cultivé en Amérique du Sud et au Moyen-Orient) contient deux fois moins de caféine que le robusta (cultivé essentiellement en Afrique).

On attribue à la caféine des vertus « excitantes » (ainsi, elle va agir de manière négative sur le sommeil profond et cet effet ne dépend pas uniquement de la prise de café le soir, mais de la consommation tout au long de la journée). La théine, elle, doit se contenter de propriétés « stimulantes ».

La caféine étant un irritant intestinal, il faut éviter d'en prendre le ventre vide. Il est par ailleurs particulièrement déconseillé de mettre du lait dans son café : la caféine fait floculer les caséines de lait, les rendant particulièrement indigestes.

La légende du thé

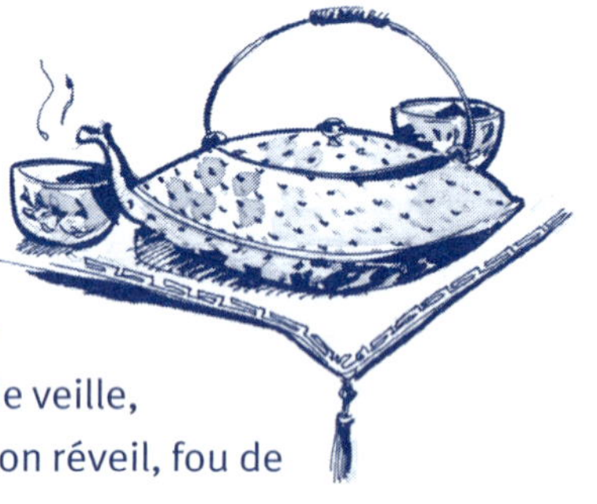

L'origine du thé est liée à la légende d'un moine indien nommé Bodhidharma, un prince indien du VIe siècle parti en Chine prêcher le bouddhisme.

Il fit le vœu de ne jamais dormir pour se consacrer jour et nuit à sa mission. Épuisé après plusieurs années de veille, il tomba épuisé de fatigue sur le bord du chemin. À son réveil, fou de rage, il s'arracha les paupières et les mit en terre.

Quelques années après, repassant sur les lieux, il vit que là où il avait jeté ses paupières un arbuste avait poussé. Il en goûta les feuilles. Elles avaient le pouvoir de maintenir l'esprit en éveil et les paupières ouvertes. L'arbre était un théier et la légende était née.

Le précepte du Bouddha

Le Bouddha conseillait à ses disciples : « Endormez-vous sur le côté droit et réveillez-vous sur le côté gauche car ainsi font les lions. » En effet, les positions adoptées par les grands fauves facilitent le passage de la nourriture à travers l'estomac pour la première partie de la nuit, à travers l'intestin pour la seconde...

···> Trois idées reçues sur le thé et le café

• *Plus le thé est infusé, moins il est excitant*

Lorsque l'on verse l'eau bouillante sur les feuilles de thé, c'est la caféine qui est libérée en premier. Les tanins, qui ont un rôle modérateur, ne sont extraits que plus tard. Une des techniques utilisées pour décaféiner le café (ou déthéiner le thé) est de jeter le premier bain d'eau et de ne boire que la seconde infusion. Un principe adopté à plus grande échelle pour la fabrication industrielle de cafés décaféinés.

• *Le café pris avant de se coucher empêche de s'endormir*

L'effet de la caféine sur le sommeil est un effet décalé. Tandis que l'effet d'accélération cardiaque est quasi immédiat, la caféine a un pic d'activité sur la balance sommeil-veille au bout de 5 heures. Un café pris en fin d'après-midi serait ainsi davantage capable de freiner l'endormissement. Un café tardif, au contraire, pourrait provoquer le réveil dans les phases de sommeil léger. Tout cela dépendra aussi de la sensibilité de chacun à la caféine.

• *Ajouter du lait au café et au thé les rend moins digestes*

Cela est vrai si le lait est ajouté au thé ou au café bouillants. Les tanins et la caféine se mêlent à certaines protéines du lait, les caséines. Le lait s'en trouve en partie coagulé, ce que l'estomac apprécie peu. Cependant, ce désagrément peut être amoindri, voire évité, si le lait est versé avant la boisson chaude ou si l'on remue très vite après le mélange.

···> Astuce : déthéinez votre thé en une minute

Plutôt que d'acheter cher un thé déthéiné, sachez qu'une grande partie de la théine est libérée dès la première minute d'infusion. Il suffit donc de laisser infuser les feuilles de thé de votre choix une petite minute dans une eau frémissante, puis de jeter cette première eau. Vous versez alors une nouvelle eau sur les feuilles et vous préparez votre thé selon votre habitude. Votre thé sera ainsi naturellement déthéiné ! Les amateurs de thé seront devant un cruel dilemme : déthéiné, le thé altère légèrement son expression aromatique. Ils choisiront plutôt de savourer des thés déjà naturellement faibles en théine.

Certains thés sont particulièrement riches en caféine : thés primeurs, cueillettes abondantes en bourgeons ; d'autres en sont quasiment dépourvus : thés fumés, Wu Long.

Mélanges tout faits **Il existe des mélanges de thés déthéinés pour les « accros » : le thé Mu (un mélange de quinze herbes sauvages issues des montagnes japonaises), le Yogi Tea (mélange traditionnel indien composé de cinq épices) ou le thé Métis rouge.**

Les vitamines du soir

Les vitamines sont des nutriments que l'organisme ne sait pas fabriquer et dont il a absolument besoin pour vivre. Chacune a ses propriétés et joue un rôle chimique particulier dans le corps. On les trouve souvent dans des aliments peu utilisés qu'il faut redécouvrir. Les « champions du sommeil » sont les vitamines B3 et B6 (effet « tranquillisant »), le magnésium (le minéral de la relaxation) et le calcium. Ils ont une action calmante qui favorise le sommeil de façon naturelle. Le docteur Dominique Rueff, dans son incontournable *Bible des vitamines*[27], préconise de faire surtout attention à l'équilibre magnésium-calcium. La prise, le matin, de 1 à 2 comprimés de calcium-magnésium (dans un rapport de 2/1) et une demi-heure avant le coucher de 3 à 6 comprimés est une supplémentation efficace. Le calcium est le minéral du système nerveux. C'est lui qui facilite le sommeil. Il va même plus loin : il freine la dépression !

▸ **LA VITAMINE B3** a un léger effet tranquillisant. On la trouve dans la levure sèche, les graines germées, les champignons, les dattes, les arachides, le persil, la poudre de cacao ou encore dans les amandes et les œufs. Les déficiences en vitamine B3 sont d'autant plus courantes que l'on prend des antibiotiques ou que l'on mange trop de sucres raffinés.

▸ **LA VITAMINE B6** se situe au carrefour de centaines de réactions métaboliques influant sur notre bien-être. En particulier, elle participe à la synthèse des neurotransmetteurs qui régulent l'humeur et l'agressivité. Elle contribue à la bonne humeur et permet de « bien rêver » : on la surnomme souvent la « gardienne des rêves ». Elle est indiquée à ceux qui ont des difficultés à rêver ! Sachez que son absorption est diminuée par les antibiotiques, l'alcool, le tabac et la pilule contraceptive. On trouve la vitamine B6 dans la levure alimentaire, les pousses de soja et les germes de blé, les choux, la mâche, les avocats, les lentilles, les haricots ou encore dans les bananes.

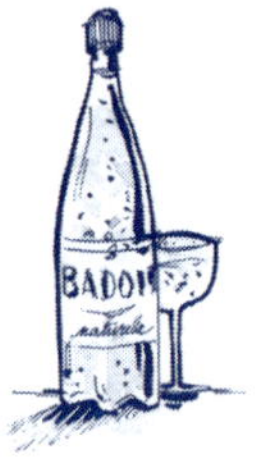

⇢ Optez par ailleurs pour des eaux fortement minéralisées (Hépar, Contrex, Vittel), plus riches en calcium et en magnésium que les autres. Le professeur Rueff préconise notamment des eaux où le rapport calcium-magnésium est égal à 2 (comme dans la Badoit).

→ Pour trouver du calcium, n'hésitez pas à consommer du lait et des produits laitiers, des sardines, du saumon et à cuisiner des légumes à feuilles vertes, des choux, des crustacés ou des brocolis.

→ Pour trouver du magnésium, n'hésitez pas à prendre du cacao, des amandes sèches, des légumes secs, des céréales complètes ou encore des oignons, des épinards, des avocats et des ananas.

Optez pour la vitamine B1 !

La vitamine B1 est la vitamine de l'optimisme.
Elle est utile au bon fonctionnement du système nerveux :
c'est la vitamine de la vie en rose !

Le magnésium : nutriment antistress

Le magnésium est l'un des minéraux les plus indispensables à la vie. C'est en tout cas le nutriment numéro 1 du système nerveux : il est prouvé que le déficit magnésique et le stress s'aggravent l'un et l'autre en un véritable cercle vicieux. Le magnésium aide à lutter contre la fatigue intellectuelle et le stress. En effet, il intervient dans la transformation de notre alimentation en énergie. Il agit également sur la transmission de l'influx nerveux et a une action régulatrice et équilibrante sur le système nerveux.

Le magnésium possède des propriétés relaxantes. Notre organisme en contient en moyenne 25 grammes (principalement dans les os et les muscles mais également dans les nerfs et différents organes). Il contribue en outre à combattre la fatigue musculaire et agit sur la décontraction des muscles. Notre corps est ainsi plus détendu.

Notre corps élimine le magnésium principalement par les urines. Le stress ou encore une activité physique intense sont également source d'élimination. Nous devons donc trouver du magnésium chaque jour dans notre alimentation. L'apport journalier conseillé est de 420 milligrammes pour les hommes et 360 milligrammes pour les femmes.
Alors n'hésitez plus à manger des fruits secs, des légumes secs, du pain complet et... du chocolat, et à faire régulièrement une cure de magnésium !

Les bons compléments alimentaires

Certains oligoéléments sont indispensables au bon fonctionnement de votre cerveau et de votre système nerveux. Certains sont en prise directe avec le sommeil, d'autres avec la respiration ou encore le système cardiaque.

Chacun possède ses qualités :

- **LE RUBIDIUM stimule la sécrétion de sérotonine, une substance qui intervient dans les troubles de l'humeur.**

- **LE MAGNÉSIUM, l'oligoélément de la détente nerveuse, complète son action. À prendre en alternance pendant 15 jours (en ampoules ou en gélules).**

- **L'ASSOCIATION MANGANÈSE-COBALT est bénéfique en cas de difficultés d'endormissement provoquées par le stress. Prenez une ampoule par voie perlinguale (sous la langue), le soir pendant un mois. Ce remède est recommandé si les troubles s'accompagnent d'aérophagie ou de maux de tête.**

Recettes pleines de vitamines

La concentration de vitamines B est élevée dans les pommes de terre accompagnées de fromage blanc aux fines herbes ou dans une soupe de tomate affinée de crème fraîche.

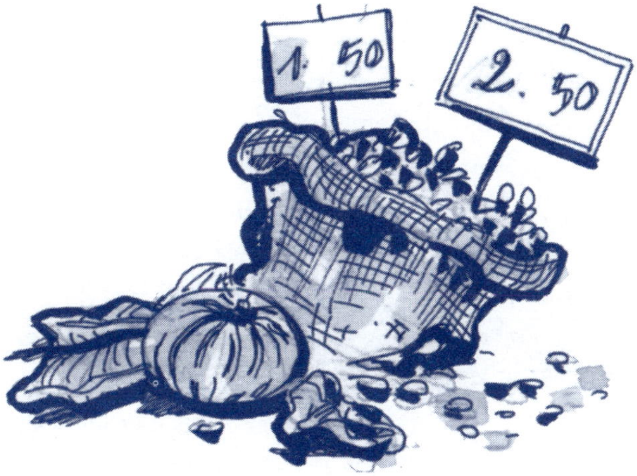

···› Option sucrée

Un petit carré de chocolat ou une banane. Les sucres régulent en effet notre état émotionnel. La consommation d'aliments sucrés (en quantité raisonnable, cela va sans dire !) engendre la production de sérotonine, hormone dite « du bonheur » qui joue un rôle positif sur notre humeur, notre sommeil, notre appétit et notre activité sexuelle.

À LIRE :

Dictionnaire pratique de la diététique, Dr Yves Ménat, Grancher, 1998.

La Bible des vitamines, Dr Dominique Rueff, Albin Michel, 2004.

Truc ayurvédique

Réchauffez 2 cuillerées d'huile de sésame dans le creux de vos mains et massez-vous lentement la plante et le dessus des pieds. Enfilez ensuite des chaussettes douillettes et, ouste, au lit !

Les conseils du comportementaliste

La peur de ne pas dormir : quand le diable se mord la queue…

Avec l'insomnie, plus on se centre sur le symptôme, plus il s'aggrave. Une enquête menée par le laboratoire Sanofi-Synthélabo en 1996 révèle que 60 % des insomniaques pensent à leur sommeil au cours de la soirée et 46 % sont convaincus qu'ils vont passer une mauvaise nuit. Plus l'heure du coucher approche, plus la tension monte… L'anxiété de performance est une cause de l'insomnie : le sommeil est un acte de laisser-faire, c'est-à-dire tout le contraire de la volonté ou de l'effort. Le sommeil est d'autant plus fuyant que nous nous acharnons à le trouver. Et si nous cessions de vouloir tout contrôler ?

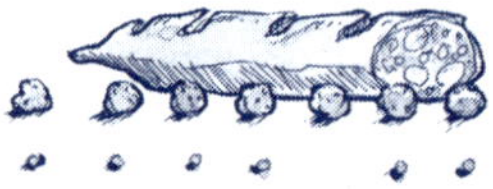

La méthode de la mie de pain de Marie Borrel [28]

⋯> De même que les médecins utilisent l'effet placebo pour le sevrage, laissez-vous tenter par la méthode préconisée par Marie Borrel, auteur spécialisée dans le bien-être. Vous préparez sept boulettes de mie de pain (une par jour pendant une semaine) et vous glissez votre somnifère dans six d'entre elles. Chaque soir, vous prenez une boulette. La seconde semaine, vous faites de même mais seules cinq boulettes contiendront un somnifère… et ainsi de suite ; vous évitez ainsi d'anticiper la nuit d'insomnie, puisque vous ne savez jamais quel soir est un soir « sans ». Malin.

Resynchroniser ses cycles de sommeil par la privation de sommeil

On sait que l'insomniaque passe un temps anormalement long au lit. Il se couche souvent tôt, traîne au lit le matin, et pourtant il dit ne dormir que quelques heures. La technique consiste donc à réduire le temps passé au lit pour le faire coïncider le plus possible avec le temps de sommeil.

Dès le début, le patient note la durée exacte de ses périodes de sommeil. On sait en effet que les insomniaques ont souvent tendance à les sous-estimer. L'étape suivante est délicate et peut sembler contre nature : limiter le temps passé au lit. Aussi paradoxale soit-elle, cette stratégie s'avère souvent très efficace. Certains

prennent ainsi conscience qu'ils se couchent trop tôt et passent donc trop de temps au lit. Le thérapeute va alors prescrire un coucher plus tardif et un lever plus matinal. L'idée n'est en effet pas de dormir plus mais de dormir mieux !
Grâce à cette méthode, l'obsession change ainsi d'objet : il s'agit désormais de s'appliquer à rester éveillé. Ce qui modifie en profondeur l'attitude envers le sommeil.

L'insomnie résulte souvent de mauvaises habitudes développées sans trop s'en rendre compte. Pour une raison ou pour une autre, il peut arriver que l'on doive se coucher tard durant une certaine période. À la longue, l'horloge biologique se désynchronise, ce qui peut entraîner des problèmes d'insomnie. Le sommeil devient alors plus superficiel et moins réparateur.
Pour remédier à la situation, il faut donc resynchroniser ses cycles de sommeil et d'éveil en prenant l'habitude de se coucher et de se lever à heures fixes.

La restriction se fait en retardant l'heure du coucher, tout en maintenant l'heure du lever constante. L'heure du réveil est particulièrement importante. C'est surtout elle qui régularise les rythmes biologiques. Le temps passé au lit ne doit jamais être inférieur à 5 heures. C'est une technique efficace mais difficile au début, car il y a un certain degré de privation de sommeil avec des conséquences sur la vigilance. Les effets positifs ne se font sentir qu'après 15 jours à un mois d'efforts réguliers.

Marche à suivre :

❶ Si vous pensez avoir besoin de 6 h 30 de sommeil pour être bien, mettez-vous au lit de façon à avoir une durée de sommeil légèrement plus courte (par exemple, 6 h 15) que ce dont vous croyez avoir besoin. La nuit sera un peu plus courte mais, par ailleurs, le sommeil sera plus profond.
❷ Dans le cas où l'efficacité de votre sommeil ne s'améliore pas au bout de 10 jours, réduisez le temps passé au lit de 15 minutes supplémentaires (par exemple, passez à 6 heures de sommeil) et maintenez cette routine, sans jamais aller en deçà de 5 heures.
❸ Dès que vous dormez mieux, couchez-vous 15 minutes plus tôt. Maintenez cet horaire durant une semaine, puis ajoutez encore 15 minutes supplémentaires. Procédez ainsi jusqu'à ce que le nombre d'heures de sommeil requis soit atteint (si vous vous sentez en forme au réveil, c'est LE signe que le nombre d'heures allouées au sommeil est suffisant).
❹ Si la qualité du sommeil se détériore, retardez l'heure du coucher de 15 minutes.

❺ Les siestes sont interdites.

Cette technique est plus facile à appliquer avec l'aide d'un médecin. Elle peut nécessiter un arrêt de travail de quelques jours pour éviter les inconvénients et la dangerosité de la somnolence.

Conseils pour ceux qui se font du « mouron » au milieu de la nuit

Lorsque nos journées sont chargées en stress et en tensions sur une trop longue période, une sorte de processus d'usure s'installe peu à peu, par manque de détente et de régénération. On a alors progressivement l'impression que l'on perd le contrôle de son temps, de ses réactions, de sa vie. Dès lors, pour rétablir le contrôle, que fait-on ? On redouble d'efforts et l'on supprime ou raréfie encore plus les activités de plaisir... Ce qui augmente la pression, donc le sentiment de perte de contrôle et l'anxiété... On a tout faux !

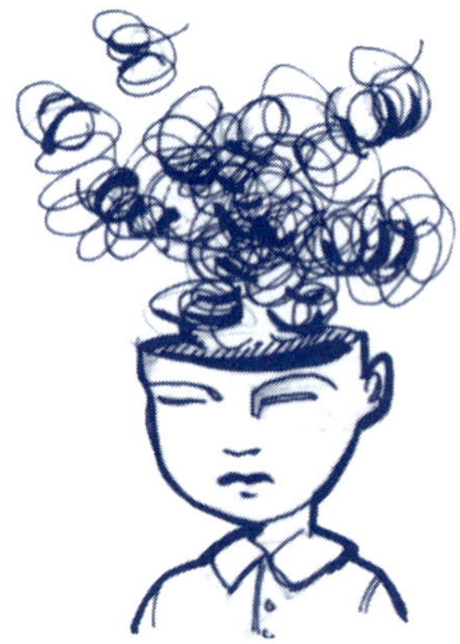

C'est ainsi que même la nuit, dans une anticipation permanente de la tension, l'anxieux revit les épisodes de sa vie dont la maîtrise lui échappe ou fait des cauchemars s'achevant sur les sujets préoccupants du moment. Et il se réveille.
Les réveils légers au cours de la nuit sont normaux. Certains en profitent d'ailleurs pour faire un petit pipi et se rendorment tout de suite après. Mais l'anxieux se dit : « Zut, je ne dors pas, je vais encore être crevé demain ! » et enclenche des récriminations au lieu de reprendre doucement la pente de la détente et du sommeil.

À partir de là, réveillé, on commence à se « faire du mouron », c'est-à-dire à tourner dans sa tête un sujet qui pose problème (ils retiennent mieux l'attention...). On se promène mentalement autour d'un sujet 1 puis on passe à un sujet 2, puis 3. On revient ensuite au sujet 1, puis on repart dans un sujet 4, puis à nouveau on plonge dans le sujet 2. Bref, on tricote et le niveau d'inconfort intérieur monte progressivement. « Le mouron ne fabrique rien », insiste Herman de Vries, thérapeute comportementaliste parisien. « C'est le jour, et non la nuit, que l'on doit chercher des solutions à nos problèmes. Si vous vous faites du mouron (ce que les Anglais appellent le *worry*), levez-vous et notez les sujets qui vous agitent. Vous y consacrerez une petite demi-heure demain matin pour voir si le sujet nécessite une solution et la prise de mesures. »

Il est 1 h 45, vous êtes dans votre salon, vous venez de déposer vos soucis sur une liste. Que faire ensuite ? M. de Vries conseille de prendre soin de soi comme une mère le fait avec son enfant malade. « Mettez une laine pour ne pas avoir froid, faites-vous une tisane puis choisissez une activité moyennement intéressante. » Vous éviterez donc de travailler ou d'allumer la télévision : un programme risquerait de vous tenir en haleine. Le thérapeute suggère, par exemple, de faire un jeu de patience – le solitaire est idéal ! – ou de trier de vieux journaux qui n'ont plus la moindre actualité. « Il faut se dire que l'on prendra le train suivant, dans 1 h 30 ou 2 heures, et dédramatiser le fait de rater un cycle de sommeil. Cela n'a aucune incidence sur la santé », rassure-t-il.

····> Pour empêcher ces réveils nocturnes, il convient d'évacuer autant que possible la pression de la journée. Herman de Vries insiste sur le fait qu'il est capital de reconstruire un rituel de couchage efficace avec un enchaînement d'activités stéréotypées avant d'aller au lit. « Faites des choix qui accentuent réellement la détente. Par exemple, lorsque vous lisez, évitez le bon roman et prenez plutôt un livre sur les bons petits plats de la côte normande : il est peu probable que vous ayez envie d'en prolonger la lecture plus d'une demi-heure... Réservez les livres à suspense au week-end ou au début de soirée pour vous donner ces beaux moments de détente que l'on vit en lisant 3 ou 4 heures d'affilée. Enfin, si votre journée a été particulièrement tendue, le rituel de couchage ne suffit pas. Octroyez-vous un véritable palier avec 2 heures de vraie détente. » Vous parlez d'or.

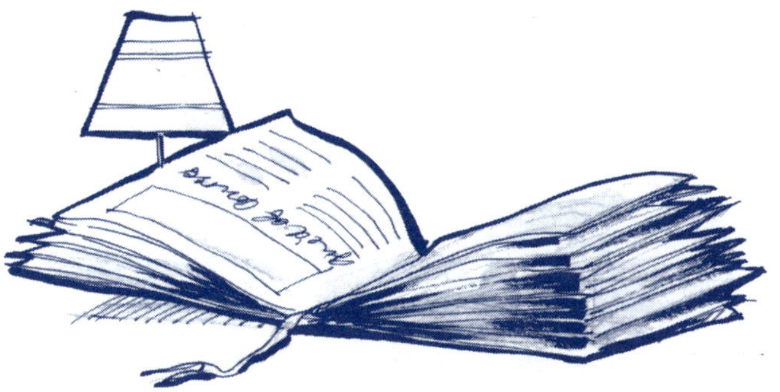

Le regard de Michel Odoul, thérapeute énergéticien, sur nos troubles du sommeil

« Les troubles du sommeil révèlent très clairement notre difficulté à "débrayer" le conscient. La nuit et le sommeil sont en effet la règle du non-conscient. Le cocher lâche les rênes.

Lorsque nous sommes dans un rapport à la vie dans lequel tout doit être tenu, géré, vérifié, maîtrisé, nous avons tendance à donner plus de pouvoir au cocher, au conscient, que nécessaire. Nous rencontrons de plus en plus de difficulté à déléguer. Les difficultés de sommeil ne manquent pas d'apparaître : la pensée ne débraye plus.

Le risque réside dans le recours aux somnifères. En effet, ceux-ci coupent la relation avec le non-conscient. Nous avons alors l'illusion que les choses sont "rentrées dans l'ordre" au lieu de chercher la meilleure façon de relâcher la pression, de nous détendre. Il faut accepter de prendre le risque de nous laisser aller à nouveau. Il y a un travail de réapprentissage à faire : il nous faut restaurer notre capacité à accepter de ne pas tout gérer. Nous avons à nous réconcilier avec le bon sens qui nous dit que "la nuit porte conseil". Accepter à nouveau le sommeil peut nous permettre de trouver en nous les réponses aux difficultés qui, paradoxalement, nous empêchent de dormir. »

La digitopuncture

En médecine traditionnelle chinoise, il existe un certain nombre de points d'acupuncture pour retrouver le calme et assurer une bonne nuit de sommeil. Sur certains d'entre eux, vous pouvez pratiquer l'acupuncture sans aiguilles : il convient simplement de masser ces points, pendant 5 à 10 minutes, avant d'aller vous coucher.

Le point du sommeil paisible, An Mian

⇝ Derrière l'oreille se trouve l'un de mes points favoris. Derrière l'oreille, vous découvrirez une pointe osseuse (os mastoïde) et un creux. Il suffit que je masse ce creux pour bâiller dans les 5 secondes...

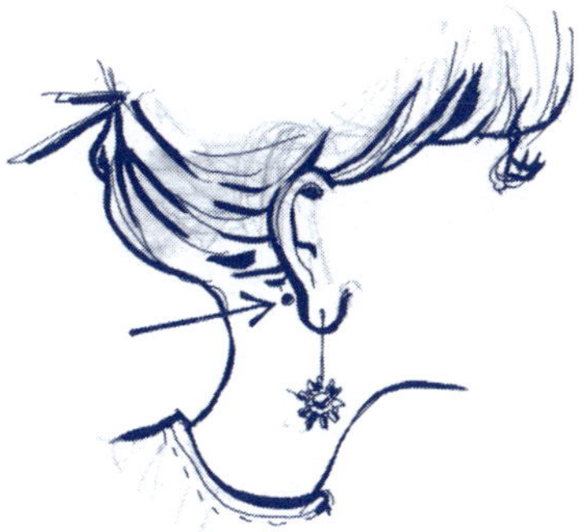

Pour une relaxation totale : Ho Kou

⇝ Sur le dos du pied, dans la dépression entre les tendons du premier et du deuxième orteil, massez des deux côtés en même temps.

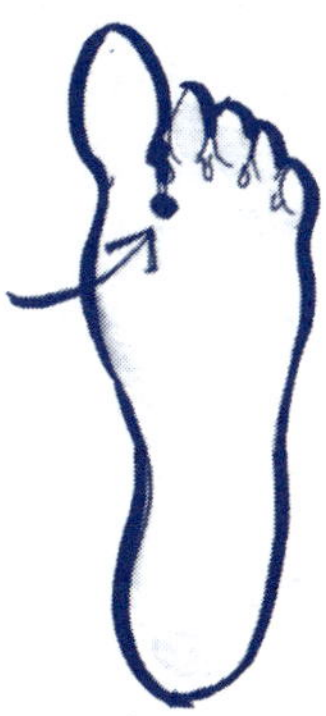

⇢ Stimulez longuement le **POINT 62 DU MÉRIDIEN VESSIE.**
Il est situé sous la pointe externe de la cheville.

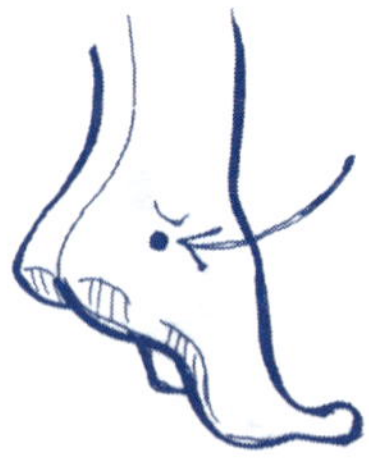

Les points qui guérissent du docteur Dalet[29]

Le docteur Roger Dalet, acupuncteur français, célèbre dans le monde entier avec son livre *Supprimez vous-même vos douleurs par simple pression du doigt* (Le livre de Poche, 1989), propose de solliciter deux points majeurs sur le pied :

⇢ Le point principal est situé sur le deuxième orteil dans l'angle extérieur de l'ongle ; le point accessoire est situé sur le côté intérieur du pied, à la base du gros orteil. Massez-les lentement et profondément l'un après l'autre. Selon le docteur, le sommeil viendra sans avoir besoin de produits chimiques.

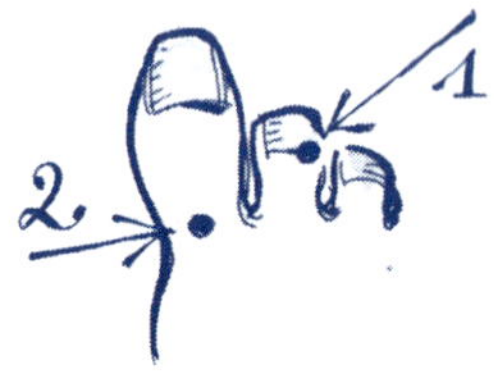

Le très pratique Sélection du Reader's Digest nous livre deux trucs très utiles :

⇢ La polka des doigts de pied

Couchez-vous sur le dos et remuez vos doigts de pied, de haut en bas, douze fois. Les spécialistes de la réflexologie affirment que cette pratique détend le corps tout entier, à l'intérieur comme à l'extérieur.

⇢ Frottez-vous doucement le ventre

Cette caresse apaise le système digestif et aide à la détente. Couché sur le dos, placez une main sur votre nombril. Commencez par un mouvement tournant et lent, dans le sens des aiguilles d'une montre. Agrandissez le cercle. Lorsque votre main atteint la région de l'estomac, diminuez progressivement l'ampleur du cercle pour revenir au premier cercle autour du nombril. Changez de sens et recommencez. Répétez tout le processus avec l'autre main.

À LIRE :
L'Acupression digitale, **Franz Wagner, Vigot, 2000.**

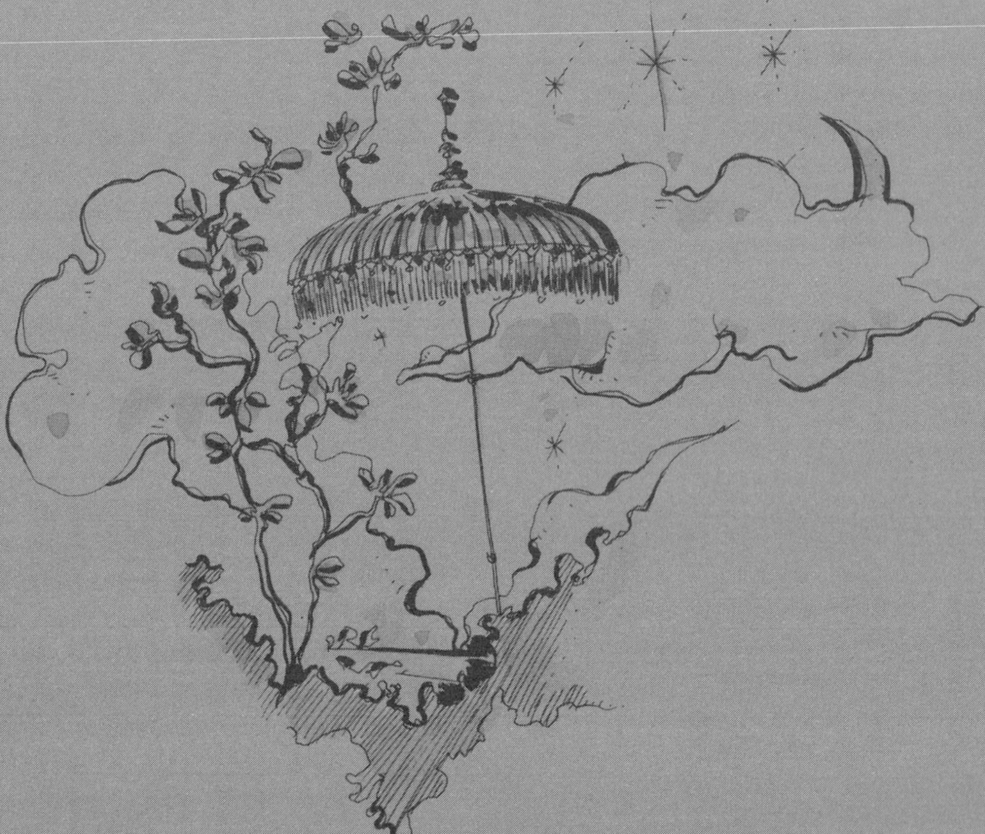

LES RÊVES

« Celui qui rêve ne dort pas, il regarde à l'intérieur de lui-même. »

PAROLE AMÉRINDIENNE

Comment finir un livre sur les nuits en omettant de parler des rêves ! On emploie en effet environ 1 h 30 de nos nuits à rêver. Le premier rêve serait de 10 minutes, le second de 20, le troisième et le quatrième de 30... Mais, à quoi servent les rêves ? Mystérieux, confus, parfois farfelus, ils seraient une liaison entre le conscient et l'inconscient, entre nos désirs réels et refoulés... Ils auraient également une fonction de médiateur, voire de réorientation : combien de fois nous réveillons-nous en ayant totalement changé d'état d'esprit ? Une chose est sûre : ils nous parlent de nous dans une langue qui nous est étrangère...

« Ils ont échoué car ils avaient oublié de commencer par le rêve. »

WILLIAM SHAKESPEARE

Michel Jouvet, découvreur du sommeil paradoxal

En 1958, afin de comprendre l'activité électrique du cerveau durant le sommeil, le physiologiste Michel Jouvet pose des électrodes sur la tête d'un chat : alors que la bête est endormie et paralysée, le cerveau est littéralement en ébullition. Il vient de découvrir le sommeil paradoxal. Après 50 ans d'exploration, c'est aujourd'hui une des sommités du sommeil et du rêve.

Les 10 affirmations de Jeremy Taylor sur les rêves

Jeremy Taylor est un pasteur américain qui travaille depuis 30 ans sur les rêves.

- **Tous les rêves visent à améliorer notre santé et notre bien-être.**
- **Les rêves ne sont pas là pour nous apprendre ce que l'on sait déjà.**
- **Seul le rêveur sait avec certitude la signification de son rêve.**
- **L'intuition, le flash de compréhension que ressent le rêveur, vient de sa mémoire inconsciente et est la seule certitude dans le travail sur les rêves.**
- **Aucun rêve n'a qu'une seule signification.**
- **Tous les rêves ont un langage commun et universel de métaphores et de symboles.**
- **Tous les rêves reflètent notre créativité innée et notre habileté à résoudre les problèmes.**
- **Tous les rêves reflètent la société dans son ensemble, ainsi que la relation que nous avons avec cette société.**
- **Travailler avec les rêves de façon régulière améliore nos relations avec nos amis, notre conjoint, notre famille, nos enfants et les autres.**
- **Travailler ses rêves en groupe développe un esprit de communauté, d'intimité, de soutien, et cela a un impact positif sur l'ensemble de la société.**

Quiz rêves

Quand rêve-t-on ?

En général, c'est pendant la phase de sommeil paradoxal que les rêves apparaissent. Bien souvent, ils commenceraient environ 90 minutes après le début du sommeil. Si l'on réveille quelqu'un pendant cette phase de sommeil profond, 85 % des personnes se souviennent du rêve, contre seulement 10 à 15 % s'il a lieu pendant une autre période de la nuit.

Il arrive que certaines personnes rêvent pendant le sommeil léger. Moins riches en détails, ces rêves contiennent moins d'éléments de mouvement, moins d'éléments émotionnels et moins de couleurs par rapport aux autres rêves.

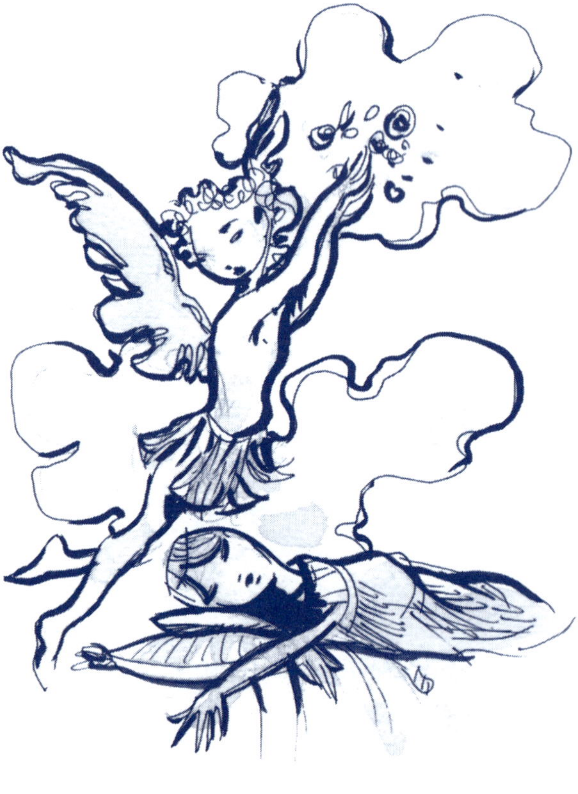

Pourquoi rêve-t-on ?

« *Les rêves sont la littérature du sommeil.* » **Jean Cocteau**

La relation entre stress et cauchemars est normale : le rêve a notamment pour fonction de nous aider et de nous guider dans la quête de notre inconscient. Ceci explique que les rêves soient plus fréquents au cours d'une maladie, en cas d'accident et dans de nombreuses situations délicates physiquement ou psychologiquement. Les rêves se manifestent de façon plus insistante pendant les périodes importantes de l'existence, à l'adolescence ou à l'occasion des grandes décisions.

Y a-t-il des périodes où l'on rêve davantage ?

Il y a des périodes où l'on est davantage en contact avec son inconscient. Chaque fois qu'une personne est confrontée à un problème qu'elle ne peut régler ou à un événement qu'elle refuse d'admettre, le rêve va délivrer son message. Dans les moments de la vie où se dessine une évolution psychologique, la personne peut être « travaillée » de l'intérieur. *Idem* pour celle qui s'est engagée dans une voie professionnelle ou affective qui ne lui convient pas. Enfin, le fait d'entreprendre une psychothérapie peut aussi favoriser la remémoration des rêves nocturnes.

Pourquoi fait-on des cauchemars ?

On dit que le cauchemar est un rêve qui a mal tourné.
Le rêve est une activité cérébrale incontrôlée qui correspond à une intense excitation des neurones. On peut alors parler d'un « orage cérébral ». Le cerveau se passe un film et nous sommes les spectateurs d'une séance privée.

Le cauchemar est comme une dérive du rêve initial. De nouveaux stimuli viennent modifier le scénario en cours de projection, les sensations du spectateur deviennent alors insoutenables et il doit sortir de la salle. Il se réveille…

Le cauchemar est l'expression d'une angoisse qui résulte d'une tension non résolue dans le champ de la conscience. D'où la nécessité pour le rêveur de faire appel à un soutien extérieur/une assistance extérieure pour l'aider à prendre conscience de ce qui se joue.

« Nos idées ne dépendent pas plus de nous dans le sommeil que dans la veille. »

VOLTAIRE

Comment se souvenir de ses rêves ?

Plus on se réveille à un moment proche du sommeil paradoxal et plus la probabilité sera grande que l'on se souvienne du rêve. Ainsi, si on se réveille pendant la seconde partie de la nuit, on aura plus tendance à se souvenir de ses rêves que si l'on se réveille dans la première partie, tout simplement parce que la durée du sommeil profond s'allonge en fin de nuit alors que le sommeil léger tend à disparaître lors des derniers cycles du sommeil.

Il n'est pas toujours possible de se souvenir d'un rêve à cause du temps qui s'écoule entre le rêve et le moment du réveil. Si le réveil survient 15 minutes après, nous nous souvenons de quelques bribes et 5 minutes après, nous nous en souvenons très bien. Généralement, si nous nous réveillons 20 minutes après le rêve, nous n'en avons plus aucun souvenir. En revanche, si nous nous réveillons pendant le rêve (comme c'est souvent le cas pendant les cauchemars), nous n'avons alors aucune difficulté de restitution.

La signification des rêves a-t-elle une relation apparente avec la journée ?

La plupart de nos rêves ont une relation apparente avec les temps forts de la journée. Des éléments que l'on a vus, lus ou entendus surviennent au milieu de nos songes. Ce sont des éléments déclencheurs qui sont les clés de nos rêves. Ces éléments déclencheurs vont nous permettre de comprendre le message du rêve, nos préoccupations. Il faut donc y prêter attention, car ils peuvent nous mettre sur la piste de nos émotions les plus profondes.

Combien de rêves fait-on par nuit ?

Un individu « normal » rêve en moyenne 100 minutes par nuit. Plus on s'avance dans la nuit, plus la durée des rêves s'allongent. Le premier serait de 10 minutes, le second de 20, le troisième et le quatrième de 30. Ces chiffres ne s'appliquent pas à chaque individu : il y a des plus ou moins « bons » rêveurs.

Peut-on être maître de ses rêves ?

Il est possible de maîtriser le contenu de ses rêves. On appelle cela le rêve lucide : rêver en ayant conscience d'être en train de rêver. Ces rêves lucides ont longtemps été l'objet de polémiques mais leur existence a été prouvée formellement dans les années 1970. Ils sont définis comme un « état mélangé, un chevauchement entre le sommeil paradoxal et des processus activés correspondant à l'éveil ». Ces rêves sont de différents degrés et seulement 10 à 20 % de la population en fait régulièrement. Ce sont le plus souvent les femmes et les jeunes.

Les rêves lucides les plus simples consistent à interrompre un cauchemar en se disant que « ce n'est qu'un rêve » et à se réveiller quelques secondes plus tard. Mais certaines personnes vont beaucoup plus loin dans la maîtrise de leurs songes. Elles sont ainsi capables de modifier le contenu de leurs rêves, par exemple, en faisant apparaître des objets, en changeant de lieux... Elles peuvent donner à leur rêve la tournure qu'elles veulent qu'ils prennent, pour tester telle ou telle situation.

Bien que pour la majorité des gens le rêve lucide demeure une expérience exceptionnelle, il est une faculté qui peut faire l'objet d'un apprentissage. Certains athlètes utilisent cette technique pour visualiser leurs pratiques. Elle est aussi exploitée par des patients qui souffrent de cauchemars à répétition.

Le sommeil surréaliste...

Saviez-vous que Robert Desnos, l'un des « prophètes du surréalisme », avait l'« écriture ensommeillée » ? Il avait, en effet, une capacité de s'endormir et de dicter des poèmes pendant son sommeil qui faisait impression sur ses amis comme Aragon, Breton, Crevel, Éluard...

Mes rêves à dormir

J'ai trouvé un délicieux substitut au sommeil : je rêve les yeux ouverts. J'ai deux rêves, identiques depuis des années. Dans le premier, je suis dans un champ empli de neige intacte. À moins de 500 mètres se trouve un torrent dont la vue m'apaise. Je marche, je m'enfonce dans la neige jusqu'aux genoux, je commence à avoir froid aux jambes, mais mon corps en effort sue. Je m'endors presque toujours avant d'atteindre le torrent, épuisée dans ce blanc immense. Lorsque ce rêve ne marche pas, j'en ai un autre. Je suis enfant, j'ai un long tutu blanc de danseuse étoile. Je suis dans une salle de théâtre comble. Je suis un ange qui danse, qui épouse la musique. Je sue pour être parfaite parmi le corps de ballet. Personne n'a de visage. Je n'ai qu'un long tutu immaculé, je ne pèse plus, je suis aérienne et je m'envole dans le sommeil…

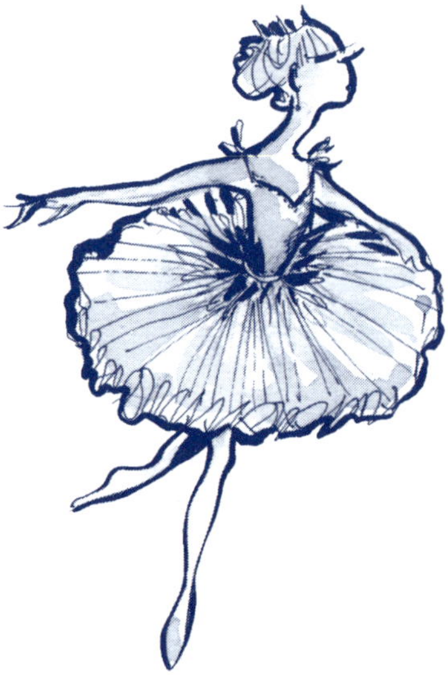

« Ceux qui rêvent éveillés ont conscience de mille choses qui échappent à ceux qui ne rêvent qu'endormis. » EDGAR ALLAN POE

Les rêves sur le Web

L'association française pour l'étude du rêve, Oniros (« Rêver sa vie, vivre ses rêves »), propose des répertoires de rêves, leurs interprétations, forme à l'onirologie par correspondance et offre une base de données avec tous les livres, revues et articles sur le sujet. Elle est membre de l'European Association for the Study of Dreams.

Oniros,

Chitry-Mont-Sabot, 58190 Neuffontaines. Tél. 03 86 24 86 41. Fax 03 86 24 04 94.

www.oniros.fr

www.doctissimo.fr/html/med/interpretation_reves.htm

www.aufeminin.com/plan/carriere/Interpretation_des_reves/

Une bibliothèque de rêves (pour en déposer ou les consulter) : **www.boiteareves.com/**

Proverbes

« La nuit porte conseil. »

« Le sommeil est la moitié de la santé. »

*« Bien nourrir fait dormir,
et bien vivre bien mourir. »*

« Comme on fait son lit on se couche. »

« La fortune vient en dormant. »

*« La nuit est destinée au sommeil,
le jour au repos et l'âne au travail. »*
Proverbe afghan

*« Le rire et le sommeil
sont les meilleurs remèdes du monde. »*
Proverbe irlandais

Dictons, expressions, adages

« Tomber de sommeil. »
« Le marchand de sable est passé. »
« La nuit porte conseil. »
« Se coucher comme les poules. »
« S'endormir comme une masse. »
« Dormir sur ses deux oreilles. »
« Dormir d'un sommeil de plomb. »
« Dormir comme un bébé. »
« Dormir en chien de fusil. »
« Dormir à bâtons rompus. »
« Dormir son dernier sommeil. »
« Ne dormir que d'un œil. »
« Ne pas fermer l'œil de la nuit. »
« Faire la grasse matinée. »
« Être un papillon de nuit. »
« Piquer un somme. »
« Le sommeil épaissit le sang. »
« Mourir dans son sommeil. »
« Le lit est l'écharpe de la jambe. »

Conclusion

On se trouve devant un constat paradoxal : si l'insomniaque attend toujours une solution à son problème, il n'est pas pour autant toujours prêt à se mobiliser pour modifier son comportement !

1, 2, 3... sommeil. Vous l'avez compris, les choses ne sont pas si simples. Nous avons tant de mauvaises habitudes à réformer ! Mais, heureusement, l'inverse est aussi vrai : retrouver un bon sommeil n'est pas si compliqué... car les leviers d'action sont nombreux et à portée de notre main (et, comme je l'ai montré, pas exclusivement dans notre pharmacie !).

La clé du traitement de l'insomnie réside probablement dans un faisceau de petites choses à mener conjointement : une pincée de relaxation, un bol de lait au miel, une meilleure hygiène de vie, un rituel du coucher optimisé, une odeur de lavande sur l'oreiller, quelques granules d'homéopathie... Surtout, c'est en déracinant les croyances que vous avez sur l'insomnie que vous lui couperez le plus efficacement l'herbe sous les pieds. La première chose à faire est de commencer par dédramatiser : une petite nuit ici ou là, ce n'est tout de même pas la fin du monde. Demain est un autre jour. Et cessez de vous dire que vous avez besoin de 8 heures de sommeil pour fonctionner. C'est le plus souvent faux !

Si pendant une période, vos nuits sont plus courtes, profitez-en pour vous (re)mettre à écrire, pour redécouvrir l'intégrale de Beethoven ou de Mozart, pour vous hydrater le corps, méditer, feuilleter votre vieil abonnement de Géo, etc. On peut vivre les petites nuits autrement que dans la plainte ! Mais si cela devait se poursuivre, et que vos journées étaient de plus en plus pénalisées par la fatigue, consultez. Ne serait-ce que pour rompre le tête-à-tête avec vous-même !

Je vous souhaite de beaux rêves, yeux fermés ou ouverts...

Notes

1. Chiffre donné par Eurosom,
le premier salon européen du sommeil qui s'est tenu à Paris en novembre 2005.
2. Amoureuse « des sommeils », elle leur a d'ailleurs consacré un livre :
Du sommeil et autres joies déraisonnables, Albin Michel, 2006.
3. Source : *Larousse® médical.*
4. *Medical Tribune News Service,* 5 novembre 1999. Vu dans :
http://www.passeportsante.net/fr/Actualites/Nouvelles/Fiche.aspx?doc=1999111100
5. *In* Henri Michaux, *Façons d'endormi, façons d'éveillé,* Gallimard, 1969.
6. « L'art de bâiller » in *Propos sur le bonheur.*
7. Albin Michel 2004.
8. Informations recueillies sur le site d'Éric Mullens **(www.svs81.org.)**
et reproduites avec son aimable autorisation.
9. Enquête TNS Healthcare réalisée pour l'Institut national du sommeil et de la vigilance (ISV)
à l'occasion de la 6e journée nationale du sommeil, le 15 mars 2006.
10. Vu dans *Marie France,* avril 2006.
11. C'est même devenu le sujet d'un livre !
Le Sommeil de Marcel Proust, Dominique Mabin, PUF, 1992.
12. UPPC, Utilisateurs de pression positive continue, 14, rue des Alouettes, 69230 Zimmerbach.
Tél./Fax 03 89 71 12 90. Courrier électronique : **uppc.jl@wanadoo.fr**
13. Test proposé par l'association de patients Sommeil et santé sur son site Internet
http://www.sommeilsante.asso.fr/test.html (www.sommeilsante.asso.fr/test_apnees.html)
et reproduit avec leur son aimable autorisation.
14. Consulter sur ce sujet *Le Sommeil roi. Faire face aux dangers méconnus de la somnolence excessive,*
Damien Léger, First, 1998.
15. Test proposé par l'association de patients Sommeil et santé sur son site Internet
(http://www.sommeilsante.asso.fr/test.html) et reproduit avec son aimable autorisation.
16. Éditions Le Cavalier Bleu, 2002.
17. Centre de recherches pour l'étude et l'observation des conditions de vie.
18. Extrait de *La Séduction : vérités et mensonges,* Richard Fleet, éditions Alain Stanke, 2003.
19. Louise L. Hay, Vivez Soleil.
20. Auteur de *Apprendre à dormir,* Josette Lyon, 2005. Extrait du site :
http://eric.mullens.free.fr/sieste/sieste1.htm et reproduit avec son aimable autorisation.
21. *Éloge de la sieste* (J'ai lu, 2005) est le livre de référence en la matière.
22. Extrait de *L'Encyclopédie des trucs,* Marie-France Loock, J'ai lu, 2006.
23. *Ethnologie de la chambre à coucher,* Pascal Dibie, Métailié, 2000. Le Livre de Poche.
24. *La Force du désir* (Odile Jacob, 1999) et *À quoi sert le couple ?* (Odile Jacob, 1996).
25. D'après *La Cour de Versailles aux XVIIe et XVIIIe siècles,* Jacques Levron, Hachette.
28. Reproduit avec son aimable autorisation.
29. Albin Michel, 2004.
30. *Sommeil de rêve,* Hachette pratique, 2002.
31. Extrait de son livre *Encyclopédie des points qui guérissent* aux éditions Jouvence, 2005.

Quelques adresses utiles

Il existe 120 centres du sommeil en France.
Le plus important est à l'Hôtel-Dieu, à Paris.
Plus de 4 000 patients y consultent chaque année pour un trouble du sommeil.

• Centre de sommeil de l'Hôtel-Dieu
1, place du Parvis-Notre-Dame
75181 Paris Cedex 04
Tél. 01 42 34 82 43
www.institut-sommeil-vigilance.com (pour chercher le centre le plus proche de votre domicile)

• Laboratoire d'explorations fonctionnelles, hôpital Antoine-Béclère
157, avenue de la Porte-de-Trivaux
92141 Clamart Cedex
Tél. 01 45 37 46 40 / 01 45 37 48 10
www.epita.fr/~sommeil/pageo.htm

• Le sommeil, le rêve et l'éveil,
un site de l'INSERM, riche en références bibliographiques
www.sommeil.univ-lyon1.fr/SFRS/

• Association Sommeil et Santé (association de patients)
BP 28, 92362 Meudon-la-Forêt
Tél. 01 46 32 50 04
www.sommeilsante.asso.fr

• Réseau Morphée : ***réseau de prise en charge des troubles chroniques du sommeil :***
insomnie, somnolence excessive, apnées du sommeil, somnambulisme, narcolepsie...
www.reseau-morphee.com

• Sommeil, Vigilance, Somnolence, site du docteur Mullens et de SVS 81
www.eric.mullens.free.fr

Bibliographie

Comment retrouver le sommeil par soi-même, Sylvie Royant-Parola, Odile Jacob, 2002.

Apprendre à dormir. Leçons de sommeil, Éric Mullens, Josette Lyon, 2002.

Insomnie, Patrick Lemoine, Guides santé Larousse, 2006.

L'Insomnie, Jean-Michel Gaillard, Flammarion, 1993.

Troubles du sommeil, Damien Léger, Doin, 2001.

ABC des troubles du sommeil, C. M. Shapiro, Maloine, 1996.

Le Guide du sommeil, M.-F. Vecchierini, John Libbey Eurotext, 1997.

Le Sommeil, Dr Michel Lecendreux, J'ai lu Bien-Être, 2003.

Passionnant hors série de *Sciences et Vie,* n° 220, « Le sommeil ».

Sur les rêves, deux livres sont incontournables :

Pourquoi rêvons-nous, pourquoi dormons-nous ? Où, quand, comment ?,
Michel Jouvet, Odile Jacob, 2000.

Le Voleur de songes, Michel Jouvet, Odile Jacob, 2004.

Mais aussi

Le Dictionnaire des rêves, Luc Uyttenhove, Marabout, 1987.

Le Livre des rêves, Sylvain Michelet, Roger Ripert et Nicolas Maillart, Albin Michel, 2000.

Index

A

B

C

D

E

F

G

H

I

J

L

M

N

O

P

R

S

T

V

Y

Z

Remerciements

À Marie-Françoise Delaperche,

médecin au laboratoire d'explorations fonctionnelles

de l'hôpital Antoine-Béclère à Clamart ;

René Gandolfi, médecin homéopathe ; **Yanick Choumin,** pharmacien ;

Cyrille Darré, kinésithérapeuthe-ostéopathe et **Herman de Vries,**

thérapeute comportementaliste. Ils ont eu la gentillesse de prendre du temps

pour relire et critiquer de façon constructive ce manuscrit.

Un grand merci pour le temps qu'ils m'ont consacré

et pour leurs regards experts.

Achevé d'imprimer en décembre 2006
dans les ateliers de Normandie Roto Impression s.a.s., 61250 Lonrai
N° d'impression : 06-3295

Imprimé en France